ETUDE HISTORIQUE ET CRITIQUE

DU

# TRAITEMENT CHIRURGICAL

DES

## KYSTES HYDATIQUES DU FOIE

PAR

Eugène TURC,
Docteur en médecine de la Faculté de Paris.

PARIS
A. PARENT, IMPRIMEUR DE LA FACULTÉ DE MÉDECINE
A. DAVY, successeur
31, RUE MONSIEUR-LE-PRINCE, 31

1881

ETUDE HISTORIQUE ET CRITIQUE

DU

# TRAITEMENT CHIRURGICAL

DES

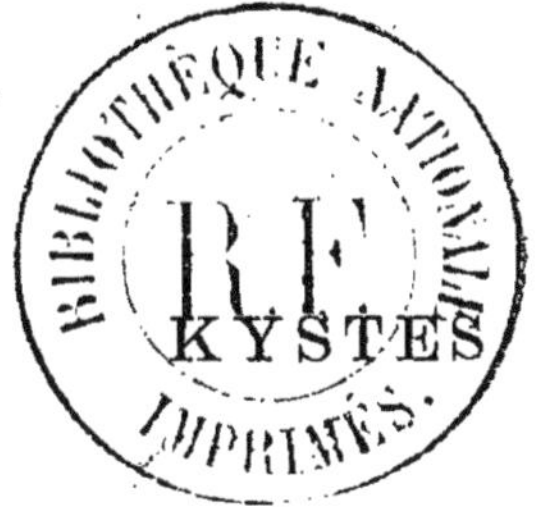


KYSTES HYDATIQUES DU FOIE

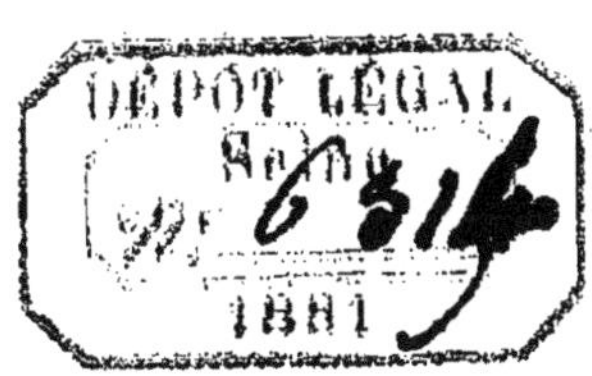


PAR

Eugène TURC,

Docteur en médecine de la Faculté de Paris.

PARIS

A. PARENT, IMPRIMEUR DE LA FACULTÉ DE MÉDECINE

A. DAVY, successeur

31, RUE MONSIEUR-LE-PRINCE, 31

1881

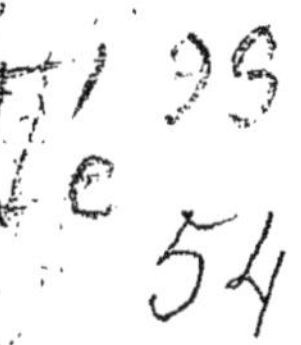

A LA MÉMOIRE DE MON PÈRE ET DE MA MÈRE

---

A MES SŒURS OLYMPE ET JOSÉPHINE

Gage de dévouement et d'amour fraternel.

A MON ONCLE

MAURICE TURC, PRÊTRE.

Témoignage d'affection, de respect et de reconnaissance.

A MON CHER COUSIN ET AMI

MAURICE TURC, PRÊTRE

ET

A MON ONCLE FUZAT

Capitaine en retraite, chevalier de la Légion d'honneur
et de Saint-Ferdinand d'Espagne.

Bien sincères remerciments.

A MA BONNE TANTE CANDEAU

Rentière, à la Guadeloupe.

A MES EXCELLENTS ET TOUJOURS DÉVOUÉS AMIS

LE Dr ED. CHATAING ET R. CHATAING, négociant.

Turc.

A LA MÉMOIRE DE MON PREMIER MAITRE

LE DOCTEUR CORCELLET

---

A MONSIEUR LE DOCTEUR GIRARD

Ancien interne des hôpitaux de Paris,
Professeur de clinique chirurgicale à l'École de médecine,
Chirurgien en chef des hôpitaux de Grenoble.

Affectueuse reconnaissance.

A MES PREMIERS MAITRES

DE L'ÉCOLE DE GRENOBLE

A MON PRÉSIDENT DE THÈSE

MONSIEUR LE PROFESSEUR DEPAUL

Professeur de clinique obstétricale,
Commandeur de la Légion d'honneur.

# ÉTUDE HISTORIQUE ET CRITIQUE

DU

# TRAITEMENT CHIRURGICAL

DES

# KYSTES HYDATIQUES DU FOIE

## AVANT-PROPOS.

De tout temps l'attention des médecins a été attirée par les kystes hydatiques du foie, mais les observations qu'ils recuillirent étaient citées par eux plutôt comme des curiosités pathologiques que pour exciter les praticiens à rechercher un traitement approprié à cette affection.

C'est ainsi qu'Hippocrate, déjà, disait : « Si une collection séreuse s'amasse dans le foie et vient à s'ouvrir dans le péritoine, le ventre se remplit d'eau et les malades meurent. » Gallien se contente de commenter cet aphorisme du père de la médecine en ces termes : « Le foie est très propre à engendrer dans la membrane qui le revêt certaines vésicules que les Grecs appellent hydatides. C'est ainsi qu'on l'en trouve parfois rempli chez les animaux tués. Si donc il arrive que ces vésicules se rompent, l'eau dont elles sont remplies se répand dans le péritoine. »

Et dans des temps plus modernes, Jacobi Martini, dans les *Éphémérides des Curieux de la nature,* publie une observation sans indication de traitement; pas plus que Frédéric Lossius, parlant d'une tumeur du foie qui disparut à la suite de l'administration d'un purgatif, après la sortie par l'anus d'un grand nombre d'hydatides (1). Il en est de même de Lecat (2), de Lieutaud (3). Comemarius, médecin de Tubinge, observa chez un malade qu'il croyait porteur d'un abcès la sortie, à différentes reprises, d'hydatides du foie ; le malade ne mourut qu'un an après. Ruysch (4) donna du kyste une description d'anatomie pathologique seulement. Guattani (5) observa la guérison d'un kyste hydatique du foie par rupture spontanée et formation d'une fistule qui se ferma au bout de dix ans.

Comme on le voit, l'étude du traitement des kystes hydatiques du foie est presque récente. L'idée même d'en proposer un n'était pas venue, on considérait comme extrêmement dangereux de toucher à un kyste du foie. Lassus, professeur à la Faculté de médecine, avait fait de cette abstention une règle formelle. Il ne fallait jamais, disait-il, ouvrir les tumeurs enkystées du foie. Il taxait

(1) Observations médicales, livre IV, Londres, 1672.
(2) Philosophical transactions. — 1739, 1740.
(3) Histoire anatomique médicale, livre I.
(4) Journal des savants, page 182, 1698.
(5) De externis anevrysmatibus, Rome 1772.

même d'impéritie tout homme qui tenterait ce moyen de guérison.

Laissant de côté le traitement médical souvent empirique, nous nous sommes proposé de faire ici une récapitulation critique des divers traitements chirurgicaux mis en œuvre contre les kystes hydatiques du foie. Nous remercions M. le professeur Depaul d'avoir bien voulu accepter la présidence de cette thèse. Nos juges seront, nous osons l'espérer, indulgents pour le travail d'un débutant. Si ce travail n'est point absolument original, il a pour objet de réunir en un tableau succinct le résumé de ce qui a été dit jusqu'à ce jour sur un sujet intéressant. Nous avons été assez heureux pour encadrer dans cette étude des recherches faites sur les méthodes préconisées à l'étranger et dont les résultats ne sont que peu ou pas connus en France.

## DIVISION.

Le grand nombre des méthodes inventées et préconisées tour à tour pour le traitement chirurgical des kystes hydatiques du foie, montre combien les résultats donnés par chacune d'elles ont été reconnus insuffisants. Car, malgré de très beaux succès, il n'en est pas qui ne comporte aussi des revers. Nous allons essayer de donner une rapide description de chacune de ces méthodes sur la valeur desquelles nous tâcherons de porter un jugement fondé sur l'observation et le raisonnement.

Tous les procédés que nous allons passer en revue ont la prétention de répondre aux indications fournies par la nature même de la maladie. On a affaire ici à une tumeur liquide située dans le voisinage du péritoine; or il faut vider le contenu de cette poche kystique et chaque méthode s'applique à détruire les causes d'épanchement dans la cavité séreuse, épanchement suivi de péritonites mortelles. Tous les procédés se proposent encore d'empêcher l'arrivée de l'air dans le kyste ou à en neutraliser les effets nocifs, s'il est impossible d'en interdire l'accès; tous enfin cherchent à prévenir les accidents inflammatoires qui sont souvent la suite de toute opération, ou du moins à enrayer leur marche, s'ils viennent malheureusement à se produire.

Depuis la thèse de Marius Paul (1) aucun travail complet n'a, croyons-nous, paru sur le sujet qui nous occupe; or, depuis cette époque, le traitement chirurgical des kystes hydatiques du foie s'est enrichi de précieuses découvertes, ce qui nous permet de diviser aujourd'hui les divers procédés en quatre groupes principaux, qui sont par ordre chronologique, et, nous pouvons bien, d'ores et déjà le dire, par ordre de valeur thérapeutique :

Méthode des adhérences qui comporte plusieurs procédés.

Méthode des ponctions capillaires aspiratrices ou non.

(1) Marius Paul, thèse de Paris, 1866.

Méthode de la ponction d'emblée par le gros trocart.

Méthode électrolytique.

Ces méthodes comportent toutes, évidemment, de légères variétés de manuel opératoire, mais, comme nous le verrons, cherchent toutes à répondre avantageusement à une indication particulière.

---

## CHAPITRE PREMIER.

### MÉTHODE DES ADHÉRENCES. — PROCÉDÉ RÉCAMIER.

Nous allons commencer par le procédé de Récamier ou méthode des caustiques, la première en date, car on ne peut considérer comme une méthode l'ouverture de la tumeur avec le bistouri, ouverture que quelques chirurgiens, malgré l'avis de Lassus, pratiquaient parfois (le plus souvent, il est vrai, à la suite d'une erreur de diagnostic), et après laquelle le malade était emporté en peu temps, comme on le voit dans un cas cité par Briançon (1). Le but que Récamier poursuivait était de produire des adhérences entre les deux feuillets du péritoine et d'éviter, de cette façon, tout épanchement dans leur cavité.

Récamier commença par apporter dans le diagnostic des kystes hydatiques du foie un élément dont on ne se servait point avant lui, je veux dire la ponction exploratrice dont il faisait le premier temps de sa méthode. C'était donc à coup sûr qu'il pouvait ensuite procéder à l'application de celle-ci. D'ailleurs dans un cas publié par la *Gazette médicale* en 1825, cette seule acupuncture, comme disait Récamier, suffit à amener la guérison. Nous verrons plus loin une méthode basée sur la ponction et dont les succès sont nombreux.

Voici de quelle manière Récamier procédait au se-

(1) Briançon, thèse Paris, 1828, n° 116, page 16.

cond temps de son opération consistant à ouvrir la tumeur hydatique à l'aide de la potasse caustique.

Le premier jour on place sur la partie la plus saillante de la tumeur, après s'être bien assuré par la percussion qu'aucune portion d'intestin n'est placée entre elle et la paroi abdominale, on place, dis-je, un fragment de pierre à cautère assez volumineux pour produire une eschare de la largeur d'une pièce de deux à cinq francs. On peut ensuite attendre que l'eschare soit tombée spontanément, ou bien si le cas est plus pressant, on l'excise dès le lendemain. On applique alors dans le fond de la perte de tubstance, un petit morceau de potasse ; l'eschare produite étant, de nouveau, détachée par la nature ou l'instrument du chirurgien, on applique la potasse une troisième, puis une quatrième fois, jusqu'à ce qu'enfin elle ait perforé la paroi du kyste. Par ce procédé on arrive dans l'intérieur du kyste dans l'espace de trois ou quatre jours si chaque jour on détache l'eschare et qu'on lui substitue un morceau de pierre à cautère. Si, au contraire, on attend la chute naturelle de l'eschare il faut au moins 15 à 20 jours. Dans le troisième temps Récamier injectait dans le kyste des liquides émollients d'abord, puis des liquides détersifs ou désinfectants et plus tard des liquides toniques, astringents ou même un peu irritants. Cette injection avait pour but d'empêcher l'entrée et le séjour de l'air dans la cavité du kyste, de prévenir une suppuration fétide et la résorption purulente qui peut en être la suite. Enfin la cavité revenant peu à peu sur elle-même, le kyste se ferme au bout de un à quelques mois à moins qu'il ne reste une fistule.

Grâce à cette méthode qui faisait faire d'emblée un pas énorme au traitement des kystes hydatiques du foie, puisqu'il n'existait pas avant Récamier qui ouvrit la voie, en 1825, on enregistra d'assez beaux succès. Nous ne rapporterons pas ici les observations nombreuses que Récamier, Jobert de Lamballe, Giraldès après lui et leurs disciples enregistrèrent à cette époque, mais en les lisant on ne peut s'empêcher de faire à la méthode du Maître des objections assez sérieuses ; elles ont d'ailleurs motivé les changements apportés à son mode opératoire ou l'ont fait abandonner même, par presque tous les praticiens.

Voyons d'abord si le but recherché par Récamier dans l'application du caustique, c'est-à-dire la formation d'adhérences entre les feuillets viscéral et pariétal du péritoine est toujours atteint. Non, car il arrive trop souvent, comme le dit M. Verneuil « qu'on s'adresse à des sujets dont la puissance plastique est peu éonsidérable ; que les applications de caustique les plus méthodiques ne parviennent pas à établir des adhérences entre le péritoine pariétal et le péritoine viscéral; ou bien ces adhérences sont incomplètes, peu étendues et se détruisent facilement, en sorte qu'à un moment donné, inopinément, soit que l'ouverture se fasse par la chute dé l'eschare, soit qu'on ait recours au bistouri, l'absence des adhérences ou leur défaut de solidité livre passage au liquide pathologique dans la cavité du péritoine. »

C'est pour parer à cet inconvénient que Demarquay faisait des cautérisations beaucoup plus larges. Il obtenait ainsi des adhérences plus étendues, c'est vrai, mais l'inflammation pouvait s'étendre à tout le péritoine. Il aurait cependant dû être mis en garde contre cet inconvénient par des accidents de cette nature arrivés à Récamier lui-même.

Voilà donc une première indication que le procédé de Récamier ne remplit pas toujours. Il a un autre inconvénient c'est la longueur de temps qu'il demande. Or pendant toute la durée de ce long traitement, le malade se trouve toujours sous le coup de complications plus ou moins graves, et alors même que tout marche bien nous avons remarqué que chaque application de caustique peut entraîner des accès de fièvre souvent très forts et pouvant dégénérer en fièvre hectique.

Encore un reproche que nous ferons à la méthode des caustiques c'est d'exposer le malade à des fistules presque intarissables, causées par la perte de substance souvent très grande occasionnée par l'application du caustique.

Le pansement antiseptique prenant tous les jours une importance plus grande, ce procédé n'expose plus comme au temps de Récamier aux accidents de l'infection purulente mais en voyant les précautions que prennent nos maîtres actuels dans les moindres pansements, on ne peut l'empêcher de les comparer au bourdonnet de charpie introduit par Récamier dans l'orifice créé par le caustique et à ses injections d'orge miellée, destinés à empêcher l'entrée de l'air dans la poche kystique.

Enfin combien de fois n'est-il pas arrivé que, ne choisissant pas très bien leur point d'application du caustique, des chirurgiens sont tombés, soit sur une anse intestinale, soit sur la vésicule biliaire? Barrier, dont la thèse est une apologie du procédé Récamier, cite lui-même plusieurs cas de cette nature et l'année dernière nous avons vu le savant professeur Richet trompé par le retrait de la poche kystique ponctionnée une fois par M. Lancereaux, à la Pitié, appliquer le caustique trop bas, ce qui détermina chez le malade une péritonite mortelle.

Nous ne saurions résumer notre appréciation sur la méthode de Récamier, mieux qu'en empruntant à M. le professeur Gosselin les réflexions suivantes : « Certes cette méthode est ingénieusement et heureusement combinée pour éviter que le liquide de la poche kystique s'épanche dans la séreuse abdominale; mais elle ne peut donner la guérison que par le développement de l'inflammation suppurative et des granulations après expulsion de la membrane anhiste tapissant la surface interne de la tumeur. Or, nous avons toujours à craindre outre la péritonite, la putridité résultant et de l'altération des membranes hydatiques au contact de l'air et du séjour, difficile à éviter, du pus dans une cavité spacieuse dont l'ouverture est toujours un peu étroite relativement aux dimensions de cette cavité. Il y a donc là deux dangers possibles, la septicémie et l'extension, de proche en proche de la phlegmasie au péritoine à travers le parenchyme plus ou moins aminci du foie.

Pour ces raisons je rejette absolument le procédé de Récamier, c'est-à-dire la grande incision lorsque les kystes hydatiques du foie ne sont pas encore suppurés. Je sais qu'il a donné quelques succès brillants, mais je sais aussi qu'il a donné un bon nombre de morts. Je n'ai pas une statistique personnelle, puisque je ne l'ai pas encore employé moi-même. Je ne puis produire de statistiques empruntées à d'autres, parce que les faits malheureux n'ont pas été publiés; mais je suis certain d'avoir entendu quelquefois parler de kystes hépatiques non suppurés qui, traités de cette façon dans divers hôpitaux, s'étaient terminés par une péritonite grave ou une infection purulente, et ces résultats sont tellement en rapport avec ce que je connais du danger de la snppuration des kystes hydatiques que je n'hésite pas à les accepter et à les invoquer contre la doctrine thérapeutique qui proposerait l'emploi immédiat de la méthode de Récamier. »

Malgré le jugement sévère qu'avec M. Gosselin nous portons sur la méthode des caustiques, nous ne voulons pas dire qu'elle n'ait eu ses succès, même brillants. C'est ainsi que M. Widal (1) cite un cas d'application du caustique qui fut suivie de l'expulsion totale du kyste. C'est ainsi que nous-même l'avons vu réussir l'année dernière chez M. Richet, en même temps, il est vrai, que dans le même service elle causait la mort d'un malade traité de la même manière que le premier.

### Observation I (Personnelle).

Voici résumée en quelques mots l'observation que nous avons recueillie dans le service de M. Richet et qui s'est terminée favorablement.

Le jeune L***, 13 ans, habitant rue de Belleville, est admis à l'Hôtel-Dieu, dans les premiers jours de juillet 1880, et couché au n° 27, de la salle Saint-Landry. M. le professeur Richet, diagnostique un kyste hydatique du foie et fait une ponction aspiratrice et exploratrice avec l'appareil Dieulafoy, ponction confirmant le diagnostic. Le jeudi suivant, une application de potasse caustique fut faite sur la partie proéminente de la tumeur hydatique. La potasse resta environ dix minutes en place, causant de vives douleurs au petit malade. Le soir il eut une fièvre assez intense.

C'est le lendemain de cette première application de la pierre à cautère que nous eûmes l'occasion de le voir. Nous nous trouvâmes en présence d'un garçonnet assez grand pour son âge et fort intelligent qui nous raconta que depuis bientôt dix-huit mois il éprouvait des douleurs au creux épigastrique et que depuis six mois il avait vu son hypochondre droit former une voussure très marquée. Cette tumeur ne fut jamais douloureuse par elle-même. Son père, ajouta-t-il, est porteur d'une

(1) Widal, Gazette des hôpitaux, 21 mai 1872, page 457.

tumeur semblable, depuis de longues années, et il n'en a jamais souffert. Il n'est évidemment pas possible de parler de l'hérédité devant cette affirmation de l'enfant qui ajoute, sur notre demande, qu'il n'y a jamais eu de chiens à la maison.

Le jeune L***, nous parut ce matin-là assez fatigué, mais comme il avait eu de la fièvre la veille nous n'en fûmes pas trop frappé. Nous revînmes le lendemain et les jours suivants, nous le trouvâmes gai, sans souffrances depuis qu'après l'application du caustique on lui eût mis des cataplasmes de farine de lin. Tout en un mot marcha bien jusqu'au jeudi suivant, jour où fut pratiquée une seconde application du caustique. Les douleurs furent très-vives; la fièvre reparut pendant la nuit et le lendemain nous trouvâmes l'enfant fort abattu. Pendant les huit jours qui avaient séparé les deux premières applications du caustique il avait déjà pâli et maigri. La semaine suivante ces signes de pâleur et d'amaigrissement s'accentuèrent; à tel point que frappé de son habitus extérieur nous fûmes porté à l'ausculter. La percussion nous donne un peu de matité des sommets, l'auscultation quelques craquements secs; d'ailleurs pas de douleurs thoraciques. Mais l'appétit était devenu nul, la fièvre revenait chaque nuit et l'enfant dépérissait. Nous le suivîmes ainsi jusqu'au 12 août, lors de notre départ de Paris, il en était à la cinquième application de pierre à cautère, et nous partîmes croyant ne plus le revoir. Nous fûmes agréablement surpris, lors de notre retour de vacances de trouver notre jeune garçon guéri. Le kyste s'était ouvert après une sixième cautérisation, la cavité avait été vidée, des lavages à la teinture d'iode pratiqués au moyen d'une sonde en caoutchouc introduite dans l'ouverture produite par le caustique. En somme lorsque nous rentrâmes à Paris, le 27 septembre, le petit malade nous annonça sa sortie pour le lendemain.

Il était en effet radicalement guéri de son kyste, mais nous sommes persuadé qu'il est sorti de l'hôpital avec des germes de phthisie qui avaient évolué sous l'influence des six applications de caustique.



Cette observation et l'observation III, qui s'est malheureusement terminée par la mort, montrent la vérité de ce que nous disions à la page 13 de ce travail.

En voici une autre dont l'issue a été favorable et qu'il nous a été donné de voir nous-même pendant un récent voyage à Grenoble. Elle ne sera pas aussi complète que nous l'espérions, ne l'ayant pas suivie jour par jour. M. le docteur Satre dans la clientèle duquel nous avions vu le malade qui en fait le sujet, nous avait promis de nous envoyer une relation complète de cette cure intéressante, qui lui fait honneur et que nous aurions été heureux de publier dans tous ses développements. Nous ne savons pourquoi, malgré les appels réitérés que nous avons fait à sa bienveillance et à l'intérêt qu'il nous a toujours dit nous porter nous n'avons pu obtenir de lui le service que nous lui demandions.

### Observation II (Personnelle).

X***, âgé de 28 ans, propriétaire à la Grave (Isère), vient à Grenoble, consulter le docteur Satre, pour une tumeur de l'hypochondre droit dont il est porteur. Le docteur, malgré l'absence absolue de frémissement hydatique diagnostique un kyste à ecchinocoques du foie et propose à son client une opération qui doit le délivrer. Le malade, très pusillanime, se fait prier longtemps mais enfin se décide à se laisser opérer. Il loua une chambre d'hôtel, rue Saint-François, à Grenoble, et c'est là que le docteur Latre pratiqua d'abord une ponction aspiratrice mais non évacuante, c'est-à-dire seulement exploratrice de la tumeur. Le liquide qui se présenta était pathognomonique et le docteur Satre se décida immédiatement à employer la méthode des caustiques.

Vu le léger retrait qu'avait éprouvé la tumeur après la ponction exploratrice il plaça son caustique un peu plus haut que la piqûre du trocart. Après avoir entamé la peau avec de la poudre de Vienne il plaça à son point d'élection une rondelle de pâte de Canquoin ; au bout de quelques jours, l'eschare tomba sous l'influence de cataplasmes émollients. Il fut fait une seconde application de chlorure de zinc et après la chute de cette seconde eschare le docteur Satre jugeant les adhérences produites songea à l'ouverture du kyste. Il ne tenait pas à continuer l'emploi du Canquoin, car comme dans notre observation précédente, chaque application de caustique avait été suivie de fièvre. Il résolut donc de tenter l'ouverture du kyste et pensant qu'au cas où les adhérences désirées ne se seraient pas produites il convenait d'en provoquer fut-ce au dernier moment, il plongea dans la tumeur hydatique par l'ouverture faite par le caustique le couteau du thermo-cautère.

C'est en ce point surtout que cette opération est intéressante. Depuis que nous avions vu nos professeurs de Paris et surtout M. Verneuil, se servir si brillamment du thermo-cautère, depuis surtout que nous avions pris le traitement des kystes hydatiques du foie pour sujet de thèse, nous n'avions pu nous empêcher de nous demander si on ne pourrait employer cet instrument pour ouvrir les kystes hépatiques. M. Satre a résolu le problème ; en partie, car il reste à savoir si on pourrait pratiquer d'emblée la ponction avec le thermo-cautère. Notre intention était de faire des expériences à ce sujet, le temps et l'argent nous ont fait défaut.

Le malade n'éprouva aucun malaise de l'ouverture de son kyste. Probablement grâce à l'emploi du thermo-cautère, les adhérences étaient d'une solidité à toute épreuve. Grâce à des injections iodées, M. Satre n'eut à déplorer aucun accident d'infection de quelque nature que ce soit, la poche revint sur elle-même et nous avons appris il y a quelques jours, indirectement, que le malade avait quitté Grenoble vers la fin de mars, c'est-à-dire quelques jours après que nous l'avions vu, dans un état de parfaite santé.

Nous avons eu le plaisir de présenter à M. le docteur Robin, chef de clinique à la Charité, le liquide et les membranes extraites du kyste, que M. Satre nous avait confiés, et de l'entendre après examen chimique et microscopique nous confirmer le diagnostic en nous affirmant n'avoir jamais vu d'aussi beaux échantillons d'hydatides.

Observation III (Personnelle).

Voici maintenant l'observation que nous avons annoncée, qui a eu un dénouement fatal et que nous avons recueillie chez M. Richet en même temps que celle que nous avons rapportée tout à l'heure et qui a trait à un petit garçon de 13 ans.

Louis Lambert, facteur des postes, âgé de 26 ans, demeurant rue Aumaire, entre à l'Hôtel-Dieu, le 5 juillet 1880, pour un kyste hydatique du foie.

Interrogé sur ses antécédents, ce malade raconte qu'il est depuis peu sorti de l'hôpital de la Pitié, supposé guéri d'un kyste hydatique du foie dont il était porteur et qui avait été traité par M. Lancereaux, au moyen de la ponction aspiratrice.

Le malade, couché au n° 16, de la salle Saint-Landry, fut dès son entrée soumis au traitement par les caustiques. Un fragment de pierre à cautère fut placé sur la partie proéminente de la tumeur le samedi suivant. Le soir même le malade après toute une après-midi de douleurs violentes, eut un accès de fièvre très fort qui se calma le dimanche matin. Il n'en parla pas aux personnes chargées du service; sous l'influence des cataplasmes de farine de graine de lin l'eschare produite se détacha facilement au bout de huit jours ; sa chute fut aidée il est vrai par quelques incisions et quelques tractions opérées sur elle. Le jour où l'eschare tomba on fit une nouvelle application de caustique ; les mêmes accidents se répétèrent et le malade nous en fit part à la visite que nous lui fîmes le lendemain. Nous l'engageâmes à en parler à M. Richet, et sur son refus, causé par la timidité, nous eûmes l'honneur de faire remarquer l'accident à M. le professeur Richet, qui ordonna du sulfate de quinine.

Comme la première fois la fièvre tomba au bout de vingt-quatre heures environ; mais elle reparut dès la troisième application de pierre à cautère et ne quitta plus le malade.

Lambert qui paraissait être un sujet vigoureux maigrit et pâlit en deux ou trois jours d'une façon qui nous frappa. A nos interrogations Lambert, qui était fort intelligent, et qui nous avait déjà raconté son séjour à la Pitié, avec une clarté et une précision extraordinaires, répondit que depuis quelques jours il était en proie à de petits frissons irréguliers suivis de chaleur intense et de sueurs.

Cet état de choses dura jusqu'au 10 août; l'ouverture par le caustique avait eu lieu la veille et aucun liquide, aucune vessie hydatique n'étaient sortis par la plaie béante. Le malade dont la fièvre avait augmenté de jour en jour présenta tous les symptômes de péritonite suraiguë et mourut, le 10 août, après un traitement qui dura 35 jours.

Nous n'assistâmes pas à l'autopsie, mais en revenant de vacances, il nous fut raconté par nos collègues restés dans le service, que M. Richelot, suppléant de M. Richet, avait pratiqué l'autopsie, que l'ouverture faite par le caustique ne répondait pas à la tumeur kystique, mais tombait directement dans la cavité péritonéale qui avait été le siège d'une vive inflammation, caractérisée par des adhérences diffuses plus ou moins étendues, et par la présence de liquide purulent. Quant au kyste lui-même, de très petit volume, il contenait une sorte de bouillie faite de pus et de débris de fausses membranes, M. Richelot dit, paraît-il, quelques mots au sujet de ce malade et du jeune garçon couché au 27.

Nous n'étions pas présent à cette conférence, personne n'a pu nous en donner les termes, et ce sont les faits seuls qu'il nous est permis de mettre sous les yeux de nos lecteurs. Ils sont malheureusement assez éloquents pour justifier pleinement l'opinion que nous soutenons à propos du procédé Récamier.

Dans deux des cas que nous venons de rapporter, nous voyons la fièvre intervenir au cours de l'opération, dans le premier cas malgré sa persistance elle n'a pas eu de suites trop fâcheuses, ou du moins immédiates ; mais chez Lambert elle avait pris un caractère tel d'hecticité qu'on pouvait sans se tromper et à coup sûr, prédire sa mort prochaine, alors même que la péritonite suraiguë qui l'a enlevée ne fût pas survenue.

### Observation IV (1)

Grâce à l'obligeance de notre ami Gravier, de Turin, nous pouvons compléter notre revue étrangère par l'observation suivante qu'il a bien voulu nous envoyer toute traduite :

Salvatore di Grazia, napolitain, garçon au café d'Europe à Naples, âgé de 40 ans, entre à l'hôpital des Incurables, dans le service privé de clinique du prefesseur Domenico Capozzi : Ce malade est faible de constitution soit par abus des plaisirs, soit à la suite d'affections antérieures. La maladie actuelle, dit-il,

(1) Amoroso. Storia de una ciste idatidea guarita coll' insisione. In Il Morgagni, 1871.

datait du mois de mars 1869, époque à laquelle il commença à ressentir dans l'hypochondre droit une tumeur accompagnée d'un sentiment d'oppression qui le gênait un peu lorsqu'il marchait. Tout d'abord il n'y fit guère attention, mais, plus tard, la tuméfaction faisant des progrès, il se présenta à l'hôpital des Incurables et fut admis le 20 mai au n° 54, de la 6e salle.

Ce fut quelques jours après que le professeur Capozzi, le présenta aux étudiants qui suivent sa clinique.

L'attention de l'observateur était immédiatement attirée vers la région du foie. On pouvait facilement remarquer la proéminence de tout l'hypochondre droit, de telle sorte que l'on apercevait la rotation en haut et en avant des arcs costaux et l'agrandissement des espaces intercostaux.

A la palpitation, on délimitait une tumeur arrivant jusqu'au dessous de l'ombilic; sa surface était lisse et l'on sentait la fluctuation au point culminant. Cette tumeur était mobile et suivait les mouvements respiratoires en se déplaçant de haut en bas; évidemment il s'agissait d'une tumeur du foie et le frémissement hydatique très marqué ne laissait aucun doute sur sa nature.

La percussion permit d'assigner à la tumeur des limites encore plus précises. Elle commençait en haut, au bord inférieur de la 5e côte à la ligne mammillaire verticale; en arrière elle suivait une ligne légèrement descendante jusqu'à la 9e côte; en bas elle s'étendait jusqu'au dessous de l'ombilic et dans le sens transversal elle occupait en grande partie la région épigastrique.

A l'auscultation on pouvait facilement s'assurer du frémissement hydatique soit dans les profondes inspirations, soit en combinant l'auscultation et la palpation.

La sécrétion et l'excrétion de la bile s'accomplissaient normalement et il n'y avait pas d'ictère; matières fécales normalement colorées absence de principe biliaire dans les urines.

Enfin l'hypochondre droit était le siége d'une certaine gêne et d'un sentiment de pesanteur. Il n'y avait ni œdème ni aucune espèce d'engorgement et le ventre présentait un aspect normal.

Sur le thorax on observait une légère dépression sous-claviculaire à droite et peu de mobilité. La percussion donnait en cet endroit un son plus mat qu'à gauche; l'auscultation révélait l'amoindrissement du murmure vésiculaire; du reste ni toux, ni expectoration, ni hémorrhagie, voix normale, point de fièvre.

L'histoire du malade se résumait en peu de mots : Il mena toujours une vie gênée, fut militaire, n'abusa jamais des liqueurs fortes, ne fit point d'excès vénériens et n'eut jamais de syphilis ni aucune maladie infectieuse; seulement cinq ou six ans auparavant il eut un ictère qui lui dura moins de dix jours, ictère précédé de catarrhe gastro-entérique.

Une rigoureuse observation clinique permit de faire le diagnostic suivant : Vaste kyste hydatique du foie. Vu l'état général du malade le professeur Cappozzi jugea que ce cas était un de ceux ou l'intervention chirurgicale pouvait être très efficace. Le malade fut confié aux soins du docteur Amoroso.

La méthode choisie fut l'incision.

Comme la tumeur était mobile; il fallut se ménager des adhérences au moyen de caustiques. On choisit la pâte de chlorure de zinc après avoir enlevé l'épiderme avec un vésicatoire. C'est le 20 juin que se fit la première application et 24 heures après, il s'était déjà formé une vaste eschare qui se détacha cinq jours après grâce à l'emploi de cataplasmes émollients. La première eschare enlevée on appliqua de nouveau le caustique, puis des cataplasmes et ainsi de suite jusqu'à ce qu'on fût arrivé presque sur la tumeur. Le 4 août après s'être assuré des adhérences on pratiqua une incision avec le bistouri ordinaire et de là sortit en abondance un liquide sanguinolent. L'analyse chimique, contrairement à ce qui se passe d'ordinaire signala la présence de l'albumine. Toutefois si l'on pense que dans ce liquide il y avait du sang on peut facilement en comprendre la raison. On n'observa à ce moment la sortie d'aucune hydatide et l'on plaça un tube à drainage dans l'incision; en même temps on fit dans la cavité des injections de sulfite de soude pour désinfecter et rassainir l'état des parties d'où sortait un liquide fétide. Au cinquième jour le tube à drainage s'étant échappé pendant les efforts de la défécation, l'ouverture se ferma et il fallut recourir au bistouri pour en pratiquer une autre mais plus grande cette fois. C'était le 10 août, l'introduction du doigt permit de vérifier la présence d'un gros kyste dont les parois se montrèrent au dehors sous l'influence des mouvements respiratoires et on pouvait les saisir avec une pince à pansement.

Pendant huit jours il sortit par l'ouverture de vastes fragments du kyste en même temps qu'un grand nombre de petites vésicules mêlées à un liquide peu abondant.

L'examen microscopique pratiqué par le docteur Barone justifia pleinement le diagnostic.

Jusqu'au 28 août on pratiqua les injections avec une solution un peu forte de sulfite de soude; ces injections alternaient avec des lavages à l'acide phénique, depuis le 20, à la dose d'un gramme et demi d'acide pour 300 grammes d'eau d'abord, puis à la dose de 3 grammes.

Tout alla pour le mieux, la cavité devenait tous les jours plus petite jusqu'au point de se réduire à une légère fistule qui est maintenant complètement guérie.

La réaction sur l'organisme en général fut assez légère. Dans les deux ou trois premiers jours il y eut quelques accès de fièvre il y eut jusqu'à 39°; la fièvre disparut par l'administration du sulfate de quinine. On fit sur le ventre des lotions froides d'eau vinaigrée. Enfin vingt jours après la fermeture de la plaie le malade était complètement guéri.

Le docteur Amoroso profite de ce cas pour encourager les praticiens à recourir à la chirurgie dans les cas de kystes hydatiques. Ce qui laisserait croire, entre parenthèses, qu'on n'y a pas recours en Italie. Il est vrai que la maladie qui nous occupe y est rare.

---

## CHAPITRE II.

### PROCÉDÉS DIVERS DESTINÉS A PRODUIRE DES ADHÉRENCES.

A propos de la méthode des adhérences il nous reste à signaler quelques procédés qui ont été préconisés à diverses époques, mais qui, pour une raison ou pour une autre, n'ont pas été adoptés, nous en ferons mention, seulement nous ne les avons jamais vu appliquer, nous n'en pouvons donc pas parler savamment.

§ 1. *Procédé de Bégin.* — Nous plaçons ce procédé dans la méthode des adhérences, puisque, d'une façon absolument différente de celle de Récamier c'est vrai, Bégin recherchait à provoquer des adhérences.

En deux mots, voici comment il conseille de procéder : Incisez avec le bistouri sur la partie la partie la plus accessible de la tumeur kystique jusqu'au péritoine. Arrivé là, pansez à plat; l'inflammation déterminée par l'incision et la suppuration qui la suit fait adhérer les feuillets du péritoine, et, dans le fond de la plaie, vous pouvez ouvrir le kyste comme vous le voudrez, sans crainte d'épanchement.

Nous n'avons jamais vu employer cette méthode, et, en consultant les auteurs, nous n'avons pas trouvé que les praticiens s'en soient beaucoup servi. Il nous semble que, plus qu'une autre, elle prédispose à des accidents de péritonite, non par épanchement, c'est vrai, mais par propagation de l'inflammation au péritoine d'abord et aux organes parenchymateux qui avoisinent le kyste.

Comme les auteurs qui se sont occupés de la question, nous ne ferons donc que signaler ce procédé et nous nous permettrons de ne pas le recommander.

§ 2. *Acupuncture.* — En 1862, Trousseau, à propos d'un cas de tumeur hydatique du foie, imagina un nouveau procédé pour produire des adhérences entre la paroi abdominale et le hyste.

Ce procédé consiste à enfoncer dans la tumeur, à travers les diverses couches de la paroi abdominale, des aiguilles assez longues pour qu'elles puissent pénétrer profondément dans le kyste. On les plante en cercle ou en ovale à un demi-centimètre les unes des autres; elles doivent être toutes pourvues d'une tête de cire à cacheter, afin que l'opérateur ne soit pas exposé à les voir disparaître complètement dans la tumeur, et comme cette tête en contact avec la peau peut amener des érosions et des ulcérations, il est bon de ne les piquer qu'après avoir interposé une rondelle de liège ou de diachylon. L'inflammation circonscrite qui se fait autour de ces petits corps étrangers détermine les adhérences désirées, et, quelques jours après leur implantation, on peut pratiquer dans l'espace qu'elles circonscrivent une incision destinée à ouvrir le kyste.

Dans le cas qui donna lieu à cette expérience, le résultat ne fut pas favorable (1).

§ 3. *Procédé Simon.* — C'est à ce procédé qu'on pourrait rattacher celui de Simon qui essaye, par un moyen analogue à celui dont nous venons de parler, de produire des adhérences. Il enfonce dans la tumeur deux trocarts assez gros, les laisse plusieurs jours en place à une distance convenable l'un de l'autre pour avoir, plus tard, une ouverture suffisante, et attend que l'inflammation produite par la ponction et par la présence des deux trocarts, jouant le rôle de corps étrangers, aient déterminé des adhérences, pour faire, avec le bistouri, une incision allant de l'un à l'autre trocart et mettant à nu la cavité du kyste.

Cette opération est un progrès sur le procédé précédent, car le plus souvent les aiguilles à acupuncture ne donnent pas lieu à des adhérences assez solides pour qu'on puisse compter sur elles et pratiquer une large ouverture. La ponction double, précédant l'incision, atténuait dans une notable proportion le danger principal, c'est-à-dire la péritonite mortelle. « Mais, comme le dit Ranke (2), un grand nombre de malades ont succombé aux suites de cette opération, tantôt c'était une infection extérieure, par exemple, une gangrène locale survenue aux points de ponction qui entraînait la mort ; tantôt le

(1) Marius Paul, thèse, Paris 1866, n° 147.
(2) Ranke. Ueber die operative Behaudlung der Leberechinoccen. Berlin, 1877.

contenu du kyste, devenu purulent, entrait dans la cavité péritonéale, accident qui, survenant dès les préliminaires de l'opération, amenait un dénouement fatal, tantôt, finalement, l'opérateur ne trouvait pas, pendant la deuxième phase de l'opération, des adhérences suffisantes dans les surfaces péritonéales, de sorte que le malade succombait à la péritonite traumatique qui se déclarait presque infailliblement.

Par un traitement antiseptique, les premiers des dangers que nous venons de signaler furent écartés tout d'abord, et, il y a déjà trois ans que nous avons eu la possibilité de donner, dans la *Revue clinique* hebdomadaire de Berlin, des détails sur un résultat favorable, obtenu dans la clinique de Volkmann.

Cependant, en développant encore la méthode antiseptique on constata, en même temps qu'une sécurité plus grande par rapport aux maladies accessoires, un inconvénient sérieux de l'opération dont il s'agit ; la réaction, après la ponction, était tellement minime que l'adhérence des deux feuillets péritonéaux, au niveau des points de ponction, ne survenaient que dans une proportion insignifiante, de sorte que le véritable but de l'opération préliminaire n'était pas atteint. »

§ 4. *Procédé Volkmann.* — Voici d'ailleurs une observation de Ranke qui paraît concluante à cet égard et que nous avons fait traduire, à nos frais, atnsi que toute cette partie relative au procédé Volkmann.

## Observation V.

Le sujet dont il s'agissait, un campagnard de 38 ans, était malade depuis cinq ans. La tumeur avait acquis un volume énorme ; à la percussion, la matité produite par elle se continuait immédiatement avec celle de la rate. Le bord inférieur, parfaitement accessible au toucher, atteignait presque l'épine iliaque antérieure et supérieure du côté droit. Après avoir assuré le diagnostic par une ponction, deux trocarts furent enfoncés le 9 juillet 1876 à une distance de six centimètres, en observant les précautions antiseptiques d'habitude, au point culminant de la tumeur. Après avoir évacué une partie du contenu du kyste, on boucha les canules avec de la cire et on les recouvrit d'un bandage de gaze antiseptique. Pendant les jours suivants on retira un peu de liquide à chaque renouvellement du bandage, et après cinq jours on retira les trocarts. Dans l'intervalle était survenue une légère augmentation de température nocturne, qui disparaissait dans la journée.

Le 18 juillet, c'est-à-dire huit jours après la ponction double, on procéda à l'incision. Déjà en incisant de la paroi abdominale au péritoine, on voit que la surface du foie se déplace à chaque respiration, de sorte qu'on acquiert la conviction que l'adhérence assez étendue que l'on souhaitait, ne s'est pas produite.

On renonce à l'opération préliminaire qui, sans doute, n'aurait pas eu plus de succès, et on fend le péritoine lui-même. On a alors devant les yeux, dans le fond de la plaie, la surface du foie ne présentant aucun signe d'inflammation, et présentant un aspect rouge bleuâtre un peu cirrhotique. Aux deux points de ponction seuls, il existe des adhérences très circonscrites qui du feuillet pariétal s'étendent vers le foie sous la forme de filaments de la grosseur d'une aiguille à tricoter. La partie du foie qui se présente fait hernie dans la plaie béante qui a au moins trois doigts de largeur. La plaie est maintenue ouverte au moyen d'un tampon de gaze de Lister ; on recouvre toute la région d'un bandage antiseptique, et l'on attend quelques jours avant d'aller plus loin, parce qu'on doit certainement s'attendre à ce que la surface du foie adhère maintenant avec les bords de la plaie produite par l'incision.

Pour résumer brièvement, l'incision avait ouvert largement la cavité abdominale, l'incision avait été maintenue béante et la cavité péritonéale n'était protégée contre l'air extérieur que par le bandage antiseptique.

Après cette opération, il ne se produisit aucune réaction générale. Après sept jours, le 25 juillet, on pouvait supposer que les adhérences auraient atteint la solidité voulue, et on procéda à l'ouverture du kyste recouvert d'une couche de tissu hépatique. On n'endormit point le malade pour pratiquer l'incision. Les phénomènes ultérieurs ne présentent ici que peu d'intérêt pour nous ; nous dirons seulement que les dernières vésicules hydatiques disparurent après six semaines, et qu'après trois autres semaines, on put renvoyer le malade dans son pays avec une courte fistule qui se ferma bientôt définitivement.

### Observation VI.

Après cette expérience, dit Ranke, on renonça, dès le principe, à employer le procédé Simon, la ponction double, dans le deuxième cas que nous allons relater, celui de la malade qui a été présentée au sixième congrès de la Société allemande de chirurgie, et on retint l'incision franche de la cavité péritonéale au-dessus de la tumeur, et de la partie du foie visible dans la plaie, après son adhérence avec les bords de celle-ci.

La malade, Emilie Vetter, âgée de seize ans, se présenta pour la première fois à la clinique de Volkmann le 21 novembre 1876. Depuis environ quinze mois la jeune fille, qui jusqu'alors s'était bien portée, s'était aperçue d'une tumeur dans le ventre qui augmentait de jour en jour et qui, maintenant, plus volumineuse qu'une tête d'adulte, dépassait en bas le nombril de la largeur de trois doigts, et en haut se continuait directement avec le foie. La percussion permit de trouver le bord supérieur du foie remonté d'un espace intercostal environ. Sur le point proéminent de la tumeur, on observe manifestement une fluctuation rénitente. Les mouvements du bord inférieur de la tumeur, provoqués par de profonds mouvements respiratoires, démontraient l'absence de toute adhérence avec les parois abdominales. Une ponction exploratrice fournit le liquide spécifique, clair comme l'eau de roche, non albumineux; le diagnostic kyste hydatique du foie se trouvait donc confirmé,

Le 5 décembre 1876, on procéda à l'ouverture de la cavité abdominale. Pendant l'anesthésie, on sépara les téguments jusqu'au péritoine, sur une étendue d'environ 8 centimètres, sur la partie la plus élevée de la tumeur, à droite et parallèlement au bord costal et à deux ou trois travers de doigt de ce dernier. Aprcs avoir soigneusement étanché le sang qui était résulté de cette première opération, hémorrhagie insignifiante d'ailleurs, on attaqua le péritoine lui-même sur une même étendue. Pendant que les bords de la plaie, résultant de l'incision des parois abdominales, s'écartaient considérablement, ceux de la plaie péritonéale se maintenaient très rapprochés et une bande excessivement étroite du tissu hépatique se présentait seule au fond de la plaie. En conséquence, les deux bords de l'incision du péritoine furent écartés en cintre, à l'aide de la pince à dissection et des ciseaux, jusqu'à ce que la plaie laissât voir une partie suffisante de la surface du foie, d'apparence rouge-bleuâtre, foncée et lisse.

Le bandage fut appliqué exactement comme dans le cas précédent. On commença par maintenir béante la plaie des téguments abdominaux au moyen d'un fort tampon de gaze, et l'on recouvrit le tout d'un bandage antiseptique fortement serré, de manière à faire de la compression.

La suite n'offrit rien de remarquable; comme on s'y attendait, le ventre resta insensible, et il ne se produisit aucun symptôme inflammatoire. La réaction se bornait à une élévation de la température qui monta à 38° 5, le soir du jour qui suivit l'opération.

Le neuvième jour, le 13 décembre, il fut procédé à l'ouverture du kyste lui-même, comme dans le cas précédent, c'est-à-dire sans narcose préalable. Le tissu hépatique étant insensible, l'incision est à peine douloureuse, et on évite ainsi les efforts violents de vomissement, qui souvent se produisent après l'anesthésie, efforts qui pourraient déterminer la rupture des adhérences de formation récente. La couche de tissu hépatique qui recouvrait le kyste avait environ 1/2 centimètre d'épaisseur. Après l'incision, il se produisit une évacuation considérable du liquide pathognomonique; il n'existait pas, comme dans le cas précédent, de vésicules-filles. La grande cavité fut lavée avec une solution salicylique, on y introduisit un fort tube à drainage, après quoi le bandage de gaze de Lister fut appliqué.

Sans qu'aucun signe local de mauvais augure se montrât dans la plaie, la température s'éleva le lendemain de l'opération à 40° et pendant les quatre jours suivants elle se maintint à 39°. Les douleurs éprouvées par la malade se bornaient à une sensation pénible assez vive dans l'épaule droite. Ces sensations douloureuses persistèrent même quelque temps après l'abaissement de la température. Tout phénomène fébrile disparut le 17 décembre, immédiatement après l'expulsion de la membrane anhiste qui enveloppait le kyste, et qui fut retirée lors du renouvellement du pansement.

La sécrétion purulente des parois du kyste était si peu considérable, que de gros tampons de gaze, renouvelés tous les trois jours, suffisaient à l'absorber; on changeait alors les diverses pièces du pansement à peine souillées. Il est inutile de faire remarquer l'importance de ce fait, au point de vue du bien-être du malade, en le comparant aux inconvénients que présentait naguère le renouvellement fréquent du bandage.

La cavité kystique diminua avec une rapidité extraordinaire; déjà le 10 janvier 1877, la sonde ne pouvait plus pénétrer qu'à une profondeur d'un centimètre et demi, par un trajet fistuleux étroit et qui allait tous les jours se rétrécissant. On supprima alors le drain et le pansement de Lister. Le 14 janvier 1877, la malade fut renvoyée chez elle avec une petite tache granuleuse superficielle.

Vers le milieu de février, elle se présenta à la clinique parfaitement guérie. La plaie présente une cicatrice solide fortement rétractée en dedans, et les mouvements respiratoires permettent de constater l'adhérence qui unit le foie aux téguments.

La matité ne dépasse plus en bas le rebord costal; en haut, elle dépasse encore légèrement la hauteur normale du foie; l'état général de la santé de la jeune fille ne laisse rien à désirer.

Pour commenter et apprécier les opérations décrites, il faut, d'abord, considérer la question du danger que peut présenter l'opération préliminaire pour l'existence du malade. Mais, est-ce qu'en elle-même l'ouverture large et simple de la cavité péritonéale est dangereuse, lorsqu'on observe avec soin les règles du pansement antiseptique?

Comme il n'est nullement question, dans les cas précités, de tous les dangers de refroidissement signalés par Wegner, je crois que ces incisions sont aussi peu dangereuses que l'ouverture d'autres cavités plus grandes; qu'elles ne présentent pas plus de dangers de mort pour les malades que l'ouverture chirurgicale des grandes articulations, pourvu toutefois que l'on soit à même d'appliquer exactement la méthode antiseptique.

Malheureusement, pour des raisons tout à fait étrangères à ce débat, je ne dispose pas de matériaux suffisants pour prouver mon opinion par des statistiques. Une grande partie, je dirai même le plus grand nombre des cas importants, sont actuellement à Halle observés à la clinique interne; les tumeurs ovariques sont observées à la clinique gynécologique. Je dirai, en passant, que, pour ces opérations, le professeur Olshausen emploie avec le plus grand succès le traitement antiseptique tel qu'il est pratiqué à la clinique de Volkmann.

En dehors des deux opérations de kyste hydatique du foie que nous venons de décrire, nous avons eu quatre fois l'occasion, pendant ces dernières années, de pratiquer l'incision franche de la cavité péritonéale. Dans un de ces cas il s'agissait d'une plaie récente compliquée d'une hernie de l'épiploon qui guérit *par première intention*, sans aucun accident. Cette observation ne prouvera, je le sais, absolument rien, puisqu'on a pu enregistrer nombre de succès du même genre dans des cas de plaies pénétrantes de l'abdomen, par d'autres modes de traitement. Mais elles sont bien plus concluantes, ces trois autres observations, dont deux concernent une large incision de la cavité abdominale, avec extirpation de tumeurs, tandis que l'autre se rapporte à l'incision diagnostique d'une tumeur du rein.

Cette dernière opération a été pratiquée sur un petit garçon de trois ans, le 18 juillet 1876. D'après les renseignements recueillis, l'enfant était malade depuis trois mois; c'est-à-dire que depuis trois mois les parents avaient constaté dans le ventre à gauche, la présence d'une tumeur placée à une grande profondeur, augmentant rapidement, et qui avait acquis au moment de l'observation, presque le volume d'une tête. L'examen approfondi, que nous n'avons pas à rapporter ici, pratiqué par M. Volkmann, l'amena à l'hypothèse d'une tumeur médullaire du rein gauche. D'un autre côté, une grande autorité médicale, connue pour son talent dans le diagnostic des tumeurs abdominales, soutenait la possibilité d'une hydronéphrose. Afin d'obtenir une certitude absolue et en même temps pour essayer, dans ce dernier cas, une cure analogue aux opérations de kystes hépatiques relatées précédemment, on fendit la paroi abdominale antérieure, sur une longueur de dix centimètres, par une incision oblique dirigée de haut en bas et de gauche à droite ; ensuite, après avoir arrêté l'hémorrhagie, on ouvrit, sur la même étendue, le péritoine. L'épiploon et une anse intestinale qui apparaissent sont d'abord écartés, et la tumeur d'apparence bleuâtre se présente avec sa surface régulièrement couverte par le péritoine. Pas plus maintenant qu'avant l'incision, il ne fut possible de poser un diagnostic ; une ponction exploratrice ne donna pas un meilleur résultat. On procéda donc à l'incision de la tumeur, et on enleva une languette de trois centimètres de long sur trois quarts d'épaisseur et deux centimètres de large du tissu extrêmement mou dont elle était composée, pour l'examiner au microscope. En introduisant la main pour palper la tumeur, on put constater une base d'implantation tellement étendue, qu'il fallut pour le moment renoncer à toute tentative d'extirpation. Par conséquent on commença par refermer la capsule de la tumeur exactement au moyen d'une suture de catgut, on réunit ensuite les bords de la plaie abdominale avec des fils de soie, et on appliqua le pansement de Lister. Sans fièvre, la guérison eut lieu *par première intention*, de sorte que, le 25 juillet déjà, l'enfant put quitter Halle. Ce n'est que quelques mois plus tard qu'il a succombé chez lui à sa maladie. L'examen microscopique a fait reconnaître un leiomyome (myôme à fibres lisses) extrêmement riche en cellules.

Les deux autres opérations de la cavité péritonéale ont eu lieu avec extirpation de grandes tumeurs épigastriques chez un homme de 43 ans et chez une femme de 24.

Chez le prenier, la tumenr (un fibrôme) était solidement adhérente au péritoine, à tel point qu'il fallut enlever 10 centimètres carrés environ de celui-ci ; dans le deuxième cas, la tumeur (un fibro-sarcôme) avait perforé le péritoine de dehors en dedans et paraissait librement dans la cavité abdominale sous la forme d'un champignon. Dans les deux cas, six à dix sutures de catgut suffirent pour refermer les plaies péritonéales après l'opération. Bien que dans les deux cas, il eût fallu séparer des masses musculaires considérables, *la guérison eut lieu sans qu'une goutte de pus se fût produite.*

D'après les expériences que je viens de vous communiquer, je crois être parfaitement fondé à prétendre, comme je le disais plus haut, que l'incision franche du péritoine est sans danger.

Le plus grand avantage du procédé de Volkmann, pour opérer les hystes hydatiques du foie, consiste dans l'empêchement certain, absolu de l'épanchement dans la cavité abdominale. On évite ainsi le danger d'une diffusion de germes d'échinocoques, danger qui mérite qu'on en tienne compte. Lorsque le liquide kystique était déjà transformé par la purulence, combien de fois sa sortie n'a-t-elle pas été une cause de mort? accident que nous ne sommes pas à même d'éviter, même avec les précautions antiseptiques.

En somme, aucune méthode n'offre autant de garanties que l'incision franche, suivie de l'adhérence imperméable au liquide du procédé Volkmann, à l'aide duquel on l'obtient si facilement.

J'espère que cette méthode rendra de grands services, non seulement dans l'opération des hystes hydatiques du foie, mais encore qu'elle pourra être étendue à toute une série d'autres tumeurs des organes siégeant dans la cavité péritonéale. »

Nous avouons être saisi par cet exposé de la méthode de Volkmann, envers laquelle, sur la foi de renseignements vagues, nous avions conçu des préventions qui étaient peut-être injustes.

Nous avons là deux observations aussi concluantes qu'on peut les désirer de guérison de kystes hydatiques du foie par l'incision franche du péritoine, suivie de celle du tissu hépatique lui-même. A première vue, nous qui avons toujours entendu répéter : « Ne touchez pas au péritoine, à moins qu'il n'en puisse être autrement, » nous avons été effrayé de prime abord par le procédé de Volkmann. Il faut bien le dire, il y a là un grand progrès sur les autres procédés que nous avons groupés dans le chapitre I$^{er}$.

Nous croyons même qu'il serait bon d'employer la méthode de Volkmann dans un certain nombre de cas, surtout à la campagne, où l'arsenal du chirurgien est loin d'être toujours complet, et où, par conséquent, il lui est interdit de faire usage des procédés que nous allons maintenant étudier. Grâce au pansement de Lister, que Volkmann associe rigoureusement à son procédé, on peut compter avoir, dans les cas dont nous parlons, de très beaux succès, surtout dans le milieu auquel nous faisons allusion et dans lequel le plus souvent les grandes opérations chirurgicales réussissent merveilleusement.

---

## CHAPITRE III.

### MÉTHODE DES PONCTIONS CAPILLAIRES.

Il y a bien longtemps qu'il est question des ponctions capillaires à propos des kystes hydatiques du foie, mais elles n'étaient appliquées qu'au diagnostic de cette affection, leur emploi comme méthode curative est bien plu récent.

Avant d'être érigées en méthode, et elles ne l'ont été probablement qu'à cause de cela, les ponctions capillaires avaient cependant rendu des services et avaient eu pour résultats des cures sans conteste. Nous avons signalé un cas de Récamier, publié en 1825, dans lequel une seule ponction capillaire avait amené la guérison du malade. Mais ce n'est guère que vers 1841 que Jobert de Lamballe imagina de traiter les kystes hydatiques par des ponctions répétées faites avec un trocart capillaire.

Dolbeau, dans sa thèse inaugurale postérieure aux travaux de Jobert, s'en tient au procédé de Récamier et constate seulement l'action heureuse de la bile sur la paroi kystique. Quelques années après Moissenet (1) renouvela la proposition d'appliquer au traitement radical des kystes hydatiques du foie la ponction avec le trocart explorateur, laquelle, nous l'avons dit, avait amené dans

(1) Moissenet. Archives générales de médecine, 1879.

quelques cas une complète guérison; d'ériger, en un mot, en méthode de traitement ce qui n'avait été fait jusqu'alors, le plus souvent, que comme méthode d'exploration.

Ce que nous venons de dire se rapporte à la France, car dans un travail datant de 1869, M. Hjalterin (1) constatait que, depuis plus de vingt ans, cette méthode des ponctions capillaires était appliquée en Islande, qui est, pour ainsi dire, la patrie des échinocoques, et non sans succès, puisque dans sa pratique, sur cinquante cas, il a obtenu par ce procédé quarante et une guérisons et que les succès de ses confrères se chiffraient par centaine chaque année. — Cruveilhier, dans le cas de kyste acéphalocyste solitaire, est également partisan de la méthode de ces ponctions, et voici quel est son avis à cet égard : « Je suis porté à croire, dit-il, qu'il y a une grande différence sous le rapport des résultats de la ponction entre un kyste acéphalocyste solitaire et un kyste séreux. Dans le premier cas, la ponction suffit pour amener la guérison, parce que l'acéphalocyste meurt, se racornit ; le kyste, qui est, pour ainsi dire, sous sa dépendance, qui n'existe que pour elle et par elle, revient sur lui-même et s'oblitère. Il serait possible que la même chose eût lieu dans les cas d'acéphalocystes multiples. Dans les kystes séreux, au contraire, le liquide est sous la dépendance de la poche ; vous évacueriez vingt fois ce liquide, qu'il se reproduirait vingt fois, si l'on n'agissait pas sur la poche elle-même et si

(1) Hjalterin. Annales de médecine navale, 1869.

l'on ne déterminait pas son inflammation adhésive.

Mais, ce n'est que depuis la belle invention de M. Dieulafoy que la méthode des ponctions capillaires, devenues aspiratrices, a pris, de plein droit, rang parmi les méthodes employées dans le traitement des kystes hydatiques du foie, et cette méthode a eu l'honneur de rallier, dans le début surtout, les suffrages de tous ou presque tous nos maîtres. Nous ne nous arrêterons pas à décrire les variantes que chaque praticien apporte presque toujours au procédé qu'il met en usage, et trouvant dans les leçons de M. le professeur Jaccoud (1) l'exposé de la méthode, avec tous ses perfectionnements, je me permettrai de citer textuellement les lignes qu'il lui consacre à propos d'un cas qui s'était présenté dans ses salles. « Sans me préoccuper de l'absence d'adhérences et sans rien faire pour en provoquer, je pratiquerai, avec l'aspirateur de mon ami Dieulafoy, une ponction pour laquelle j'emploierai l'aiguille fine ; ce n'est point une ponction exploratrice que j'entends faire, c'est une ponction évacuante par laquelle je me propose de vider le kyste aussi complètement que possible. Dès que cette évacuation sera effectuée, je prendrai, pour prévenir le développement d'une péritonite, l'ensemble des mesures que voici : La malade restera couchée dans le décubitus dorsal pendant trois jours ; durant le même temps, je ferai faire des applications permanentes de glace sur la région du foie

(1) Jaccoud. Leçons cliniques de Lariboisière, page 517 et suivantes.

et toute la partie sous-ombilicale droite de l'abdomen ; en outre, on exercera, au moyen d'un large bandage de corps, une légère compression, autant au moins qu'il sera possible de le faire sans gêner l'application de la glace qui est ici l'agent principal, ne l'oubliez pas. Si aucune douleur ne survient dans les quarante-huit heures qui suivront l'opération, je n'aurai recours à aucun autre moyen. Si, au contraire, des douleurs apparaissent soit dans l'abdomen, soit vers l'épaule droite, je ferai pratiquer aussitôt dans l'hypochondre des injections sous-cutanées de morphine à hautes doses. Ces moyens qui, ajoutés à la ponction capillaire évacuante, constituent une méthode de traitement que je peux dire *mienne*, m'ont admirablement réussi dans deux cas déjà où la guérison eut lieu après une seule ponction. » M. Jaccoud en a vu un autre cas à Saint-Antoine, et, cette fois, il dut recourir à l'emploi de l'injection morphinée qui arrêta tout accident dès la seconde injection. »

L'observation qui, dans l'ouvrage de M. Jaccoud, suit cet exposé de son traitement, lui donne encore raison, car il obtint un succès complet, malgré une maladie aiguë grave ayant atteint sa malade quatre semaines après la ponction.

En Angleterre, d'ailleurs, on a essayé de cette méthode, et quoique n'étant pas appliquée avec les mêmes soins postérieurs à l'opération que M. Jaccoud indique, elle a donné d'excellents résultats. C'est ainsi que Murchison, sur quarante-six cas traités par la ponction d'emblée, a obtenu trente-six guérisons complètes. Dans les dix autres cas, il a fallu employer l'ouverture large *en raison d'inflammation et de suppuration secondaires*, et, sur ces dix cas, il y eut deux morts. Ce sont là évidemment des cas très satisfaisants.

C'est à l'emploi de cette méthode que se rattache l'observation suivante que nous devons à l'obligeance de notre excellent ami le Dr Hermil, ancien interne distingué des hôpitaux de Paris.

### Observation VII.

Alexandrine Leblond, 41 ans, lingère née à Paris, vient le 10 juin à la Charité dans le service de M Gerin-Roze pour s'y faire examiner. Pas d'antécédents de famille, bonne constitution. Fièvre typhoïde à 13 ans. Bien réglée habituellement, elle a eu un enfant à l'âge de 22 ans.

Le début de sa maladie actuelle remonte à deux ans; le côté droit est devenu douloureux assez rapidement; les souffrances très vives, sont limitées en un point assez restreint de la région du foie avec irradiation vive le long de la cuisse droite. A cette époque il n'y eut pas d'ictère bien prononcé, mais la malade commença à prendre une coloration qui est allée en s'accentuant jusqu'au moment où a eu lieu la première ponction.

Le diagnostic porté fut kyste hydatique du foie et la tumeur fut ponctionnée le 5 octobre 1874, à l'hôpital Beaujon, par le docteur Gerin-Roze. Il sortit 800 grammes de liquide très limpide. Il n'y eut aucune douleur à la suite de la ponction.

Le 17 juin 1875, la malade marche difficilement, quand elle se baisse elle ressent une douleur très vive. La douleur spontanée a paru de nouveau il y a un mois et demi environ ainsi que les irradiations dans la cuisse droite. Le foie ne déborde pas le rebord costal. La tumeur ne fait pas saillie et ne paraît pas s'être reproduite. La malade sort à ce moment de l'hôpital,

Elle revient dans le service le 13 août 1875, la tumeur s'est reproduite, il y a une très faible coloration jaunâtre du teint.

La saillie de la tumeur déborde les fausses côtes du côté droit en produisant une voussure très marquée.

Elle s'étend sur une longueur de 13 centimètres environ depuis le creux épigastrique jusque dans l'hypochondre droit. Elle déborde la ligne médiane de 5 centimètres environ à gauche, elle est lisse, sans bosselures, rénitente. M. Gerin-Roze fait la ponction au moyen de l'aspirateur armé du trocart n° 2 au niveau du rebord costal gauche vers la ligne médiane. On retire 900 grammes de liquide purulent dans lequel nagent quelques membranes blanchâtres. Par le repos un dépôt épais équivalent au tiers du liquide total se rassemble au fond du vase. On constate, au microscope, la présence de crochets et de globules purulents. Après la ponction, la tumeur a disparu, la malade respire plus facilement, la douleur néanmoins est encore forte dans le courant de la journée. Le matin de la ponction le pouls était à 90 pulsations et la température à 37,2. Le soir elle était montée à 39° et le pouls battait 112 fois.

Le 14 août au matin la malade est très bien.

Pouls à 94 et température à 37,4. La douleur a un peu diminué. Les jours suivants la température reste au degré normal et l'état se maintient très satisfaisant. La malade sort le 25 août ayant encore une légère douleur, mais sans propagation vers la cuisse droite, en un mot dans la meilleure situation.

Fréquentant en 1879 l'hôpital de la Pitié, nous assistâmes dans le service de M. Verneuil à une ponction que notre savant maître fit suivre de quelques réflexions que la *Gazette des Hôpitaux* a, d'ailleurs, publiées (1) et à laquelle nous les empruntons. « Nous avons aussi pratiqué, dit M. Verneuil, une autre opération : la ponc-

(1) Gazette des hôpitaux, du jeudi 25 septembre 1879, page 883.

tion avec aspiration d'un kyste hydatique du foie. Cette ponction nous a donné une grande quantité d'un liquide transparent comme de l'eau distillée, ce qui nous a confirmé pleinement le diagnostic, car il n'y a dans l'organisme que le liquide céphalo-rachidien qui puisse avoir cette ressemblance avec le liquide des kystes hydatiques. Ce liquide des kystes hydatiques ne renferme jamais que peu ou pas d'albumine, quelquefois du sucre, ordinairement du chlorure de sodium.

Pour cette opération, nous avons utilisé les appareils nouveaux, les appareils à aspiration ; cet emploi est ici d'une utilité absolue et il a changé en une opération bénigne ce qui était autrefois une opération très dangereuse et souvent suivie de mort. En effet, autrefois, lorsqu'on pratiquait la ponction avec le trocart de trousse, on était obligé de presser avec la main, et assez fortement, sur la paroi abdominale pour faire écouler au dehors le liquide du kyste. Or, s'il s'en échappait une petite quantité dans la cavité péritonéale, cet accident entraînait une mort presque foudroyante.

Si la quantité était très minime, elle pouvait se résolver, toutefois on pouvait constater quelquefois de l'urticaire à la suite de la résorption de ce liquide septique. L'aspiration, on le voit, nous a mis à l'abri de tous ces accidents ; elle a déjà donné des succès, j'ai observé plusieurs cas de guérison, même à la suite d'une seule ponction. Un cas remarquable, rapporté par le docteur Petit, a été observé chez une jeune fille : A la suite d'une première ponction tout le liquide fut évacué, il se reproduisit en faible quantité; une deuxième ponction fut faite, suivie d'une légère inflammation, mais la guérison persista.

Les kystes uniloculaires sont évidemment ceux qui fournissent le plus de chances de guérison. Si, par hasard, une première ponction ne suffit pas, on en pratique une seconde, mais seulement après un intervalle d'au moins deux mois. Et si l'inflammation survient et menace de transformer la cavité en une poche purulente, il faut prescrire des vésicatoires volants, des badigeonnages à la teinture d'iode pour arrêter les progrès de la suppuration.

Chez le jeune homme que nous avons opéré, au point où la ponction a été faite, on observe un peu de soulèvement de la peau et on perçoit par la palpation une fluctuation, mais c'est une fluctuation qui paraît profonde; si le liquide se reproduit, il ne se reproduit pas vite ni en grande quantité. Nous attendrons donc encore un mois environ avant de tenter une nouvelle ponction, car la règle importante pour assurer le succès est de ne pas trop rapprocher les ponctions. »

On le voit, M. Verneuil est très partisan de la ponction aspiratrice, et nous avons eu, l'an dernier encore, dans son service, l'occasion de l'entendre vanter cette méthode à l'occasion de l'observation que nous relèverons en peu de mots.

### Observation VIII (Personnelle).

Vers la fin de mai 1880, une jeune fille de 22 ans se présenta à la Pitié. Admise dans le service de M. Verneuil, elle fut placée au n° 13 de la salle Saint-Augustin. Le diagnostic porté fut kyste hydatique du foie de fort volume.

Le 29 mai au matin, la ponction aspiratrice confirma le diagnostic et donna issue à deux litres de liquide louche opalin, contenant de grands lambeaux d'hydatides. La couleur de ce liquide, sa densité parurent naturellement anormales, puisqu'aucune opération n'avait encore été tentée sur le kyste et M. Verneuil pria M. l'interne en pharmacie de vouloir bien faire l'analyse du liquide kystique.

Cette analyse faite le même jour donna les résultats suivants qui furent communiqués par M. Verneuil à sa clinique du lendemain 30 mai.

| | |
|---|---|
| Albumine | 8 grammes par litre. |
| Chlorure de sodium | 9 grammes par litre. |

Pas de matière biliaire. — Pas de glucose.

On le voit ce kyste hydatique albumineux dans une très forte proportion rentrait dans la classe de ceux dont la suppuration est fréquente. Aussi M. Verneuil fit suivre l'exposé de cette analyse de ces quelques mots : « Je ne sais si une seule ponction suffira pour débarrasser de son kyste notre jeune malade. Quand on trouve quelque chose d'anormal dans un kyste hydatique du foie on a plus de peine à le guérir. Aussi serons-nous probablement obligés, si la ponction que nous avons faite hier, ne produit pas d'inflammation curative, comme je m'y attends, d'ouvrir plus largement la poche pour la provoquer. »

Aucun accident immédiat n'ayant suivi la ponction et la malade s'en étant trouvée très soulagée, elle ne voulut pas rester à l'hôpital, et malgré les remontrances qu'on lui pût faire, elle sortit quinze jours après la ponction.

Cette femme, vu la nature de son kyste avait bien quatre-vingt-quinze chances pour cent de le voir se reproduire, et de se reproduire à l'état purulent; qu'est-elle devenue? Nous l'ignorons. Il est probable qu'elle se sera fait traiter plus tard dans un autre hôpital ou chez elle; nous ne pouvons donner le résultat final de cette observation.

Pour mémoire, nous citerons ici les observations de M. Lancereaux, de M. Bouchut (1), de M. Heurtaux (2), toutes celles de M. Dieulafoy (3); toutes ces observations sont trop connues pour que nous les reproduisions. Toutes se terminent par des succès.

Nous allons maintenant examiner si la méthode des ponctions aspiratrices ne comporte pas aussi des revers. M. Jaccoud (4) ne le croit pas, pourvu qu'on suive bien ses prescriptions. Nous pensons qu'en effet, grâce à la méthode préconisée par notre savant professeur, on peut éviter certains accidents consécutifs à la ponction simple, aspiratrice ou non. Mais lorsque le kyste sera multiloculaire, par exemple, on aura presque toujours une récidive, et alors il faudra renouveler, souvent un grand nombre de fois, les ponctions. Témoin celle des observations de M. Dieulafoy, dont nous parlions tout à l'heure, et dans laquelle il fallut pratiquer plus de trois cents ponctions et finir par recourir à l'emploi d'une sonde à demeure.

Lorsque, malgré la fréquence des ponctions, le résultat est favorable, il n'y a que demi-mal, la patience du ma-

(1) Gaz. des hôpitaux, 12 février 1872.
(2) Eod. loc., 25 avril 1872.
(3) Eod. loc., 27 et 29 juin; 2, 4, 6, 13 juillet et 24 août 1872.
(4) Loc. cit

lade et le dévouement du praticien sont mises à rude épreuve, voilà tout. Mais dans combien de cas une seule ponction, le plus souvent la deuxième et la troisième ne donnent-elles pas issue à un liquide qui, tout d'abord, avait la transparence de l'eau de roche et devenu purulent? A ce moment la méthode, il faut bien le dire, est incomplète; bien plus, dangereuse.

C'est ici le cas de répéter ce que M. le professeur Gosselin dit de la méthode de Récamier : « On a enregistré beaucoup de succès, mais les cas fatalement dénoués, on s'est bien gardé de les publier. Depuis que nous étudions la médecine, nous avons toujours entendu nos professeurs recommander sinon l'abstention, du moins la prudence la plus grande dans l'emploi des ponctions, qu'il soit question de pleurésie, d'hydropneumothorax, d'ascite, de péricardite, etc., etc.

A plus forte raison, croyons-nous, doit-on en être sobre dans une maladie où la présence de membranes hydatiques, que la ponction et l'aspiration privent de vie, prédispose à tous les accidents de la purulence que provoquent les corps étrangers dans quelque organe que ce soit.

Nous étions tout jeune étudiant, c'était au cours de notre seconde année de médecine, lorsque nous fûmes frappé par le fait suivant, qui se passa dans une des salles de l'hôpital de Grenoble.

Observation IX. (Personnelle.)

Au mois de mai 1876 un homme de 38 ans, Italien, d'aspect robuste, entra à l'hôpital de Grenoble, numéro 12 du service de clinique, porteur d'un énorme kyste hydatique du foie qui fut diagnostiqué dès la première inspection. M. le docteur Berger, professeur de clinique médicale à l'école préparatoire de médecine, dont il est le sympathique directeur, fit au malade quelques jours après son entrée une ponction avec l'aspirateur Dieulafoy. Il sortit une très faible quantité de liquide seulement, la canule de l'instrument s'étant trouvée dès le début obstruée par des membranes hydatiques; recommencée sur un point voisin, la ponction donna le même résultat. Ne pouvant pousser plus loin l'aspiration, ne voulant pas faire le même jour plusieurs tentatives de ponction, et pensant être en face d'un kyste multiloculaire, M. Berger remit à quelques jours l'emploi d'une autre méthode, celle de Récamier. Mais dès le lendemain des tentatives d'aspiration, les phénomènes les plus graves de suppuration se montrèrent, et malgré tous les moyens employés pour combattre l'inflammation le malade succomba le sixième jour après la ponction, avec tous les symptômes d'une infection putride et un ictère généralisé.

L'autopsie, à laquelle nous assistâmes, nous montra un foie énorme contenant dans le parenchyme de la surface convexe un hyste de dimensions telles qu'au moment où il fut incisé il s'en échappa plus de deux litres de pus fétide dans lequel nageait un nombre considérable d'hydatides dont la grosseur variait du volume d'un grain de chénevis à celui d'un œuf de poule.

Nous allons nous occuper tout à l'heure d'une autre méthode, et nous verrons si dans le cas particulier qui vient de nous occuper elle n'eût pas rendu service, même après les ponctions, mais immédiatement après, je veux dire la ponction par le gros trocart.

C'est dans ces cas où la ponction aspiratrice ne réussit pas que l'on recourt aussi à la méthode de Récamier dont nous avons fait précédemment ressortir les nombreux inconvénients.

A propos des observations de succès obtenues par les ponctions aspiratrices, nous ferons remarquer qu'elles ont presque toutes été prises dans les hôpitaux. Or, n'est-il pas arrivé souvent qu'une observation concluant, de bonne foi d'ailleurs, à la guérison, a été incomplète ? Les services varient souvent ; les élèves, les internes, les médecins des hôpitaux eux-mêmes changent de service ou d'hôpital, et tel malade qu'on avait cru renvoyer guéri à la suite d'une ou de deux ponctions est revenu au bout de six mois à un an réclamer de nouveau les soins chirurgicaux sans que les premiers opérateurs puissent le savoir. D'autant plus que le patient croyant avoir été mal soigné la première fois, se présente dans un autre hôpital, et si, heureusement pour lui, il est guéri la seconde fois par un autre procédé, cela fait deux observations chacune en faveur d'une méthode différente. Nous avons constaté le fait une fois cette année pendant laquelle nous nous sommes occupé de ce travail, et il est certain qu'il doit se renouveler assez fréquemment.

Cette remarque par laquelle nous terminons l'étude des ponctions capillaires, nous l'avions faite depuis longtemps ; ce qui nous prouve qu'elle n'est pas mal fondée, c'est que nous l'avons trouvée développée aussi dans la communication de M. Boinet à la Société de chirurgie, le 5 février 1873, et approuvée par Chassaignac, à propos de la méthode dont nous allons nous occuper tout à l'heure.

### DES INJECTIONS DE BILE.

Nous pouvons, croyons-nous, placer ici quelques mots sur cette idée de Dolbeau, que nous avons déjà signalée, d'essayer, comme moyen thérapeutique, l'injection de bile à l'intérieur des kystes hydatiques du foie. A la suite d'une observation communiquée à la Société de biologie, M. le docteur Landouzy fait les réflexions suivantes :

« Cette méthode n'a pas reçue d'applications suffisantes et mériterait d'être reprise. L'injection de bile a bien été tentée dans les kystes hépatiques, mais plutôt pour s'opposer à la décomposition putride des liquides contenus dans le kyste, que pour permettre à celui-ci, les hydatides mortes, de revenir sur lui-même. »

Les expériences faites à ce sujet par M. Voisin ont montré que les injections étaient indolores et exemptes de danger, mais cette injection était faite après ouverture du kyste avec un gros trocart et après une sorte de mise à ciel ouvert du kyste. Nous croyons qu'il faudrait se rapprocher davantage des moyens employés par la nature ; nous croyons qu'on devrait remplacer l'ouverture spontanée d'un canalicule biliaire par l'injection directe de bile dans les kystes non ouverts. Rien ne serait plus simple que de pousser soit après avoir provoqué des adhérences, soit d'emblée avec l'appareil Dieulafoy et le jeu de ses deux robinets, quelques grammes de bile dans un kyste dont on aurait au préalable extrait une certaine quantité de liquide. Outre que l'injection faites dans de bonnes conditions serait indolore, inoffensive, elle tuerait infailliblement les hydatides sans s'opposer à la rétraction du foyer, avantage sur les injections iodées. Cette méthode serait la plus rationnelle; nous trouvons la preuve expérimentale de son efficacité et de son innocuité dans l'emploi qu'en fait chaque jour la nature médicatrice.

---

## CHAPITRE IV

### MÉTHODE DE LA PONCTION D'EMBLÉE PAR LE GROS TROCART.

Dans la séance de la Société de chirurgie du 5 février 1873, M. Boinet présenta une observation du docteur Clément, d'Aigues-Mortes, que nous transcrirons plus loin. A la suite de cette communication, voici ce que M. Boinet propose :

On devra commencer par une ponction capillaire, avec ou sans aspiration, qui procurera du soulagement au malade en même temps qu'elle éclairera le diagnostic. Si le liquide évacué est clair et limpide, on peut attendre dans l'espoir qu'on aura été assez heureux pour rencontrer un kyste uniloculaire et susceptible de guérir par la ponction capillaire ; mais si le liquide est louche, trouble, purulent, ou bien si le mal récidive après une première ponction, il faut sans hésiter et sans perdre de temps, et avant que les forces du malade soient épuisées, recourir aux méthodes qui consistent à ouvrir le kyste et à le vider en une seule fois, si c'est possible, de tout son contenu, en employant un gros trocart dont la canule sera assez large pour permettre l'aspiration de toutes les vessies hydatiques et le lavage facile de l'intérieur du kyste avec injections détersives désinfectantes, iodées ou autres.

Observation X du docteur Clément, d'Aigues-Mortes, communiquée par M. Boinet, à la Société de chirurgie, dans la séance du 5 février 1873.

Il s'agit d'une femme de trente ans, d'une constitution ordinairement assez forte et d'une santé habituellement bonne. Cette femme avait une alimentation essentiellement végétale et a toujours habité des logements humides. Mariée à dix-huit ans, elle a eu trois enfants, et c'est seulement après son troisième accouchement, qui date de huit mois, qu'elle a remarqué les premiers signes de l'affection dont elle est atteinte.

Lorsqu'elle fût examinée par notre confrère, le 18 octobre 1871, elle était pâle, amaigrie, très oppressée et avait l'aspect d'une phthisique, elle éprouvait de fortes douleurs dans la région épigastrique et dans le dos, elle ne pouvait se tenir droite, et ne pouvait se coucher que sur le côté droit ; elle avait un grand dégoût pour les aliments, et éprouvait le soir un léger mouvement fébrile ; l'anémie et le marasme étaient arrivés à leur dernier degré. Plusieurs médecins qui avaient donné des soins à cette malade, avaient cru les uns à une gastrite, les autres à un phlegmon des parties abdominales.

En examinant l'abdomen, on constatait à sa partie supérieure, à l'épigastre, une saillie hémisphérique assez proéminente et qui s'avançait vers les hypocondres et la région ombilicale, et s'enfonçait sous les fausses côtes. Cette saillie, était lisse, rénitente, et paraissait provenir d'une tumeur considérable. La percussion donnait un son mat dans toute la partie supérieure de l'abdomen ; il y avait dans les régions iliaques un peu de liquide ascitique.

La tension des parois abdominales et la faiblesse des mouvements respiratoires empêchaient l'ascension et l'abaissement habituel du foie de se manifester. A la palpation, on sentait une fluctuation obscure, une élasticité prononcée, et quelque chose qui semblait vibrer sous le doigt lorsqu'on donnait une pichenette brusquement ; il y avait donc chez cette malade tous les signes d'un vaste kyste du foie.

Le lendemain 17 octobre, la malade étant couchée sur le dos, une ponction fut pratiquée avec un trocart, à 4 centimètres au-dessous du sternum. Il sortit un liquide semblable à du petit lait, dont le jet cessa brusquement ; un stylet fut alors introduit dans la canule, et pénétra facilement à 14 centimètres de profondeur, sans atteindre le fond de la poche; dès qu'il fut retiré, le jet revint pour s'arrêter de nouveau, et 300 grammes environ de liquide s'écoulèrent.

Après cette ponction, bien que la quantité de liquide restée fut relativement faible, la saillie de l'épigastre s'affaissa sensiblement, mais la tumeur resta encore volumineuse et fluctuante, ce qui n'empêcha pas la malade d'éprouver du soulagement.

Après avoir placé un petit morceau de diachylon sur la piqûre du trocart, on exerça sur la région épigastrique une légère compression à l'aide d'un bandage de corps. Pendant les cinq premiers jours qui suivirent l'opération, il y eut un peu de fièvre, et le pourtour de la piqûre s'enflamma.

Le 26 octobre, c'est-à-dire sept jours après la ponction, il s'écoula par la plaie un liquide purulent, dont notre confrère essaya inutilement d'augmenter l'écoulement par l'application de ventouses, et le 30 octobre la piqûre était refermée. Alors la tumeur reprit peu à peu son premier volume et les symptômes graves reparurent.

Les mouvements du stylet dans l'intérieur de la poche, dit notre confrère, devaient avoir déchiré et tué de nombreuses vésicules, ce qui devait avoir provoqué l'inflammation du kyste, et l'établissement d'adhérences étendues et solides entre la poche et les parois abdominales... Le mal faisant de rapides progrès, nous décidâmes d'évacuer complètement la poche par une ponction avec un trocart volumineux, d'aspirer son contenu et de la laver avec des injections irritantes. A l'aide d'une seringue ordinaire, armée d'un tube en caoutchouc, qui s'adaptait exactement à la canule du trocart, assisté de M. le docteur Calvet, qui m'avait déjà prêté son concours lors de la première ponction, nous suivîmes le procédé suivant :

Le 8 novembre, la ponction fut pratiquée avec un trocart de 4 millimètres. Un gros jet d'un pus épais et verdâtre, un peu fétide, sortit aussitôt, et s'interrompit à plusieurs reprises brusquement; mais le passage d'un porte-mèche dans la canule suffisait pour permettre l'écoulement du pus et même la sortie de quelques hydatiques... Pour hâter l'évacuation de la poche, M. Clément appliqua sur l'extrémité externe du trocart sa seringue, munie d'un tube en caoutchouc... Les aspirations répétées retirèrent trois litres de pus, dans lequel nageait de nombreuses vésicules entières ou en lambeaux et de dimensions variables; le pus devint un peu sanguinolent aux dernières aspirations ; alors des injections d'alcool camphré mêlé de partie égale d'eau furent faites et retirées immédiatement. On retirait à chaque fois un peu de pus et des débris d'hydatides. Ces manœuvres furent répétées quatre ou cinq fois, jusqu'à ce que le liquide revint tel qu'il était entré et que la seringue ne put plus rien aspirer, ce qui indiquait que probablement la poche kystique était complétement débarrassée.

Parmi les hydatides qui ont été retirées, les plus grandes étaient déchirées, semblables à des flocons de membranes blanchâtres ; les petites étaient entières, ovoïdes. MM. Pécholier et Saint-Pierre, agrégés à la Faculté de médecine de Montpellier, en ont examiné quelques-unes au microscope; elles leur ont présenté l'aspect des acépholocystes, mais ils n'ont pu constater les crochets caractéristiques des échinocoques.

La malade, quoique faible, supporta bien cette opération, qui dura une heure et demie... Elle éprouva promptement un soulagement progressif, et peu à peu les organes abdominaux et thoraciques, qui étaient refoulés par le kyste, reprirent leur position normale, et tous les accidents cessèrent; la respiration devint libre et la déglutition, qui était difficile, devint possible... La malade éprouva un peu de fièvre pendant sept ou huit jours, et la piqûre du trocart se cicatrisa promptement. Après le premier septenaire, l'ascite avait complètement disparu, et avec elle l'œdème des membres inférieurs.

La malade put se lever le douzième jour et marcha dans sa chambre ; l'appétit revint, les digestions se firent bien, et peu à peu elle reprit les occupations de son ménage. A l'épigastre, la sonorité de l'estomac était plus étendue, et on pouvait constater l'existence des adhérences entre le foie et les parois abdominales pendant les mouvements respiratoires.

Il y avait quatre mois que la malade avait été opérée, lorsque notre confrère nous adressa cette observation, et ce laps de temps nous paraissait un peu court pour ne pas avoir quelque doute sur la persistance de la guérison; mais tout dernièrement, notre honoré confrère, sur la demande que nous lui avions adressée pour savoir si la guérison s'était maintenue, nous répondait affirmativement que sa malade, une année après l'opération, avait une santé et une constitution aussi bonnes que par le passé.

Parmi les réflexions auxquelles se livre notre confrère dans le cours de son observation, il attribue à la première ponction la formation des adhérences qui existaient entre le kyste et la paroi abdominale, lorsqu'il a pratiqué la seconde ponction, et il ajoute que c'est la certitude de l'existence de ces adhérences qui l'a amené à suivre le procédé opératoire qu'il a mis en usage, c'est-à-dire une nouvelle ponction avec un gros trocart, puis l'aspiration du liquide et des hydatides à l'aide d'une seringue, et enfin les lavages du kyste, convaincu que s'il eût pénétré de l'air dans le kyste, celui-ci eût été retiré par l'aspiration, les parois du kyste étant repoussées par les organes voisins, qui reprenaient leur place normale à mesure que le contenu disparaissait, il ne restait donc dans l'intérieur de la poche aucun espace où l'air aurait pu se loger.

Telle est, en résumé, l'intéressante observation qui nous a été communiquée par le docteur Clément, et à laquelle nous ajouterons quelques remarques.

Nous dirons tout d'abord que nous ne pouvons accepter, dans le cas actuel, l'opinion de notre confrère, qui pense que les adhérences qui existaient entre le kyste et les parois abdominales avaient eu pour cause de leur formation la première ponction. Nous nous appuierons, pour rejeter cette manière de voir, précisément sur un signe qui est relaté dans l'observation, c'est que les mouvements d'ascension et d'abaissement habituels du foie, pendant les mouvements respiratoires n'avaient pas lieu ; or, ces mouvements servent à reconnaître s'il y a adhérence ou non. On sait que, pour arriver à reconnaître si des adhérences existent, il faut d'abord chercher à reconnaître le bord du foie ou quelque partie proéminente de la surface, et on la marque sur l'abdomen avec de l'encre ou un crayon. S'il y a adhérence, le point marqué correspondra avec le bord ou le point proéminent du foie, quelle que soit la position du corps ; d'un autre côté, s'il n'y a pas d'adhérences, le foie glissera le long de l'abdomen quand le malade fera une inspiration profonde, ou lorsque préalablement couché sur le dos, il se tournera sur le côté gauche, et la marque faite ne correspondra plus au bord proéminent, comme dans le cas d'adhérence : or, comme chez cette malade les mouvements respiratoires ne donnaient pas lieu aux mouvements d'ascension et d'abaissement habituels du foie, il en résulte donc que des adhérences existaient déjà entre le kyste et la paroi abdominale, bien avant la première ponction, et qu'elles étaient dues probablement aux frottements du kyste, qui, considérablement développé, refoulait fortement les organes environnants.

Un autre point, qui frappera certainement l'esprit de tout le monde et qui est très remarquable en effet, c'est la modification heureuse que M. Clément a fait subir au procédé opératoire, et qui lui a permis de retirer, immédiatement après la ponction, les hydatides contenues dans le kyste. Il fait d'abord une première ponction, probablement avec un trocart ordinaire, puisqu'il put, le liquide cessant de couler, introduire dans la canule du trocart un stylet. Le liquide qui s'écoula était semblable à du petit-lait, ce qui indiquait qu'il existait déjà un commencement d'inflammation dans la poche, et que, par conséquent, la guérison ne pourrait être obtenue par une simple et unique ponction, et qu'il faudrait bientôt recourir à un autre mode de traitement, dont le but serait de vider complètement la poche kystique; c'est ce qui eut lieu, en effet, et le 8 novembre, c'est-à-dire vingt jours après la première ponction, notre confrère, en présence d'un mal qui faisait de rapides progrès, se décida à évacuer complètement le kyste.

Disons d'abord qu'il était convaincu que la première ponction avait déterminé des adhérences et que les mouvements qu'il avait imprimés dans tous les sens au stylet qu'il avait introduit par la cannle, avaient déchiré, morcelé et tué les hydatides. Quoiqu'il en fût, il procéda de la manière suivante : il se servit d'un trocart volumineux, dans le but de pouvoir aspirer avec une seringue le contenu du kyste et de le laver. Au lieu d'introduire dans la canule une sonde en gomme élastique, comme nous le faisons pour aspirer le contenu et faire des injections, il adapta à la canule du trocart et à la seringue un tube en caoutchouc, à l'aide duquel il put retirer et le pus et les hydatides; après plusieurs aspirations, il avait retiré 3 litres de pus, dans lequel nageaient de nombreuses vésicules, entières ou en lambeaux, et de dimensions variables. Le pus devint un peu sanguinolent, aux dernières aspirations, alors il lava le kyste avec des injections d'alcool camphré, qu'il retira immédiatement; il répéta ces manœuvres jusqu'à ce que le liquide revînt tel qu'il l'injectait, ce qui, dit notre confrère, indiquait que probablement la poche kystique était complètement débarrassée. La canule fut retirée, et, les jours suivants, la malade, qui, au moment de l'opération, était dans un état grave, éprouva promptement un mieux progressif, et, une année après, jouissait d'une excellente santé, sans la moindre apparence du retour de la maladie.

Ce qu'il y a de particulier et de nouveau dans le procédé opératoire de M. Clément, c'est l'extraction immédiate des hydatides, soit entières, soit en lambeaux par aspirations répétées. Le point important, pour guérir un kyste hydatique du foie, ou tout autre kyste simple et uniloculaire, est de le débarrasser complètement de tout son contenu, et c'est ce que tous les opérateurs ont cherché à obtenir, en employant les différents procédés qui ont été mis en usage. Si donc, à l'aide d'une ponction faite immédiatement, à l'aide d'un gros trocart, on peut retirer sur-le-champ, par la canule, toutes les hydatides renfermées dans la poche kystique, on abrégera considérablement la durée du traitement et on n'exposera pas le malade aux inconvénients des caustiques, des incisions, des sondes à demeure, et des injections répétées pendant plusieurs semaines. Mais plusieurs conditions sont nécessaires pour obtenir de tels résultats. Il faut d'abord que le kyste soit uniloculaire, ce qui n'est pas le cas le plus commun dans les kystes du foie ; il faudrait, suivant un grand nombre de médecins, que des adhérences existassent entre le foie et la paroi abdominale ; mais cette dernière circonstance n'est pas absolument indispensable. »

## Observation XI.

Tirée de l'opuscule du docteur Roger (du Havre) (1).

Je suis mandé le 5 septembre 1879 chez Mme H..., demeurant au Havre.

Mme H..., 37 ans, se plaint depuis cinq ans de maux d'estomac. Ceux ci n'ont depuis cette époque jamais entièrement disparu. Il y a eu de fréquentes périodes d'exacerbation. Pendant ces cinq années, elle se fit soigner très irrégulièrement, et d'autant plus qu'à la fin, elle n'éprouvait aucun soulagement des prescriptions qu'elle exécutait fidèlement.

Il y a quatre mois environ, les douleurs prirent une intensité beaucoup plus grande. Elles présentèrent quelquefois un caractère véritablement paroxystique. Le confrère qui la soigna durant ces quatre mois, en présence des crises douloureuses de

(1) Paris, Octave Douin, éditeur, 1880.

leur siège au creux épigastrique et dans l'hypochondre droit, en présence d'ictère qui survint trois ou quatre fois, mais qui pourtant ne fut jamais intense, se buta à cette idée qu'il avait affaire à des accès de colique hépatique. Ce fut en vain que pour éclairer son diagnostic, il fit rechercher des calculs dans les matières fécales, et que Mme H..., à maintes reprises, fit elle-même ces répugnantes investigations qui ne pouvaient donner de résultat, et pour cause.

Les médications furent nombreuses et mal supportées, c'est ce qui détermina Mme H... à me demander.

A cette date (5 septembre), l'état général était plus que mauvais, il était très grave. L'amaigrissement était considérable, l'appétit absolument perdu, le repos nul ou à peu près, une diarrhée séreuse abondante augmentait le marasme, la langue était d'un rouge vif, cuisante, et la bouche était parsemée de l'oïdium, les vomissements assez fréquents; la peau avait une teinte terreuse, mais nullement ictérique, les conjonctives sont intactes de ce chef. La teinte terreuse est due à l'émaciation, résultat de cinq longs mois de souffrances.

Les époques ont été moindres, mais régulières. Les urines sont normales.

Je procède à l'examen de la région épigastrique, d'où le mal part suivant le dire de la malade. A peine l'ai-je découverte que je suis frappé de la forme inégale du ventre. Le côté droit fait une saillie légère, mais nettement visible. Par la palpation je perçois dans l'hypocondre droit une partie dure, résistante, légèrement mobile et glissant sous la paroi abdominale.

La percussion me permet de limiter une tumeur de forme globuleuse qui occupe presque toute la partie latérale droite de l'abdomen, s'arrêtant seulement à la ligne blanche, et, en hauteur, mesurant tout l'espace compris depuis le défaut des fausses côtes jusqu'à trois travers de doigt du ligament de Poupart, en son milieu. La peau dans cette région n'avait aucun aspect anormal.

Je rejetai aussitôt le diagnostic « colique hépatique, » j'y reviendrai au reste en discutant le diagnostic, et je me demandai à quelle tumeur j'avais affaire ?

J'ordonnai quelques épithèmes calmants, du bouillon frappé,

un collutoire pour le muguet et un julep avec 30 grammes d'eau de laurier cerise. Je continuai quelques jours cette médication pour étudier ma malade.

Du 5 au 13, il y eut un peu de calme, la diarrhée diminua avec un peu de ratahnia et de bismuth; mais les douleurs ne disparaissaient point, l'arenoxie persistait, et l'état général s'aggravait. Je sentais bien que si rien n'était fait, les phénomènes généraux, s'accentuant de jour en jour, la vie ne serait plus compatible avec eux.

J'avais déjà prévenu la famille et dit que je pensais qu'il y avait là de la *matière* et qu'il faudrait faire une ponction.

Le 25, je fis un dernier examen, et voici ce qu'il me donna: la matité, indiquant l'étendue de la tumeur, partait de la partie convexe du foie et descendait jusqu'à trois travers de doigt de l'arcade crurale; elle ne dépassait pas la ligne blanche, et le contour donné par la percussion donnait à l'ensemble de cette tumeur la forme d'une poire dont la petite extrémité partait du foie. Bien en vain j'avais cherché le frémissement hydatique, mais j'avais eu sous le doigt une sensation de fluctuation assez nette pour me donner cette certitude que j'avais affaire à une tumeur liquide et non solide, et j'étais arrivé à cette conclusion que j'avais probablement affaire à un kyste hydatique du foie. J'annonçai à la malade, qui ne demandait que du soulagement à quelque prix que ce fût, n'ayant ni trêve ni repos, que le lendemain je l'opèrerais.

Je m'armai de mon plus gros trocart, et le 26 septembre je fis à peu près au sommet de la tumeur, une ponction. Je retire le trocart et rien ne sort de la canule; m'étais-je trompé? Mais, confiant dans mon diagnostic, je m'étais armé, en prévision d'hydatides multiples, d'une assez longue tige de fer, faisant office de stylet explorateur.

Je l'introduisis lentement, et il n'était pas arrivé dans la cavité kystique, qu'un pus louable se présentait à l'orifice de la canule. Mon stylet pousse devant lui une hydatide qui obstruait l'orifice interne et un flot de pus s'écoule, accompagné d'un nombre assez considérable de lambeaux membraneux semi-transparents, de teinte jaunâtre, ayant tous une forme assez régulièrement circulaire.

Un litre et demi de pus s'écoula, et j'estime à quinze, au moins, le nombre de ces membranes qui étant extraites, arrêta par moment l'écoulement du pus, qui, après leur sortie, coulait abondamment. Mon long stylet me servit singulièrement en facilitant la sortie de ces hydatides ; je fixai solidement ma canule et la laissai en place.

Un examen microscopique pouvait seul confirmer mon diagnostic. Je recueillis plusieurs de ces débris membraneux que je confiai à la bienveillance de mon très honoré confrère le docteur Belot, qui me répondit ce qui suit : « L'aspect, la disposition en vésicules creuses des membranes que vous m'avez demandé d'examiner n'ont guère dû vous laisser de doute sur l'exactitude de votre diagnostic. »

L'examen microscopique l'a pleinement confirmé. Les membranes ont la structure des vésicules hydatiques. Dans leur intérieur j'ai rencontré des crochets d'échinocoques en grand nombre, et plusieurs échinocoques entières, encore assez peu déformées pour être parfaitement reconnaissables.

Matin et soir je fis dans cette cavité des lavages avec de l'eau tiède ; tous les cinq jours jusqu'au 20 octobre, je fis une injection avec une solution d'iodure de potassium iodurée.

| | |
|---|---|
| Teinture d'iode | 25 grammes |
| Iodure de potassium | 5 grammes |
| Eau | 250 grammes |

Je versais la moitié de cette solution dans un demi-litre d'eau tiède. Les premières injections furent à peine senties. Les deux dernières furent très douloureuses. La dernière, faite à neuf heures et demie, occasionnait des douleurs encore vives à dix heures du soir. Elles se calmèrent dans la nuit. Les injections avaient au reste produit un merveilleux effet et je me rendais facilement compte avec mon stylet du retrait progressif de cette vaste cavité. Dans les derniers jours une matière sanieuse seule s'échappait de la canule, et de temps à autre quelques débris de vésicules hydatiques.

Le 23 octobre, et par suite du retrait de la poche kystique et par un mouvement fait par la malade en s'asseyant dans un lit, la canule que ses attaches fixaient difficilement, fut rejetée au dehors.

J'en fus tout d'abord contrarié car il n'y avait pas un mois que la ponction avait été faite (26 septembre) et à l'aide de mon stylet je pénétrai encore dans une cavité. Mes efforts furent vains pour une réintroduction, je rassurai la malade et lui fis mettre un bandage de corps qui devait comprimer bien également l'abdomen. Quelques jours après tout écoulement avait cessé. On voit combien furent heureuses les suites de cette opération, qui était peut-être faite hardiment, et j'en dirai les motifs; mais non seulement l'opération marcha rapidement et favorablement, mais l'état général lui-même changea non moins heureusement. Huit jours après la ponction tout muguet avait disparu, la diarrhée était arrêtée; l'appétit, le sommeil incomplets depuis longtemps étaient revenus, l'estomac acceptait volontiers presque toute nourriture; la thérapeutique immatérielle de la satisfaction morale prédisposait tous les organes à reprendre leur fonction normale...

Aujourd'hui, 31 novembre 1879, la santé est bonne et les forces sont revenues. La cicatrisation est complète depuis longtemps, et sauf les époques, qui subissent encore un retard, tout serait rentré dans l'ordre.

J'ajouterai enfin cette remarque : c'est que dans les premiers temps qui suivirent l'ouverture de cette poche on pouvait impunément promener le stylet sur la face interne de cette hydatide, sans que la malade en eût même conscience. Lors des dernières ponctions, cette insensibilité n'existait plus autant, et le contact de l'extrémité du stylet était nettement perçu.

Havre, 25 mars 1880. — J'ai revu hier à ma consultation Mme H... que j'ai eu presque peine à reconnaître, tant sa santé est redevenue florissante.

On le voit, cette observation peut se rapprocher de celle de M. Clément et même elle indique un progrès sur le *modus agendi* de ce dernier comme nous allons le voir.

Dans la communication de M. Boinet en effet il est dit :

« Lorsque l'instrument (gros trocart), a pénétré dans le kyste, on retire le poinçon et on introduit dans la canule laissée en place une sonde en gomme élastique. Avec ce procédé, que des adhérences existent ou non entre le kyste et les parois abdominales au moment de la ponction, aucun épanchement dans le péritoine n'est à craindre; grâce à la sonde laissée à demeure, qui établit une communication directe, une sorte de pont entre la cavité du kyste et l'extérieur. »

Tout cela est vrai mais fait naître naturellement une critique. Pourquoi ne pas laisser, comme M. Roger, la canule du trocart elle-même en place au lieu de lui substituer un tube en caoutchouc. L'enveloppant est toujours plus grand que l'enveloppé, c'est dire que le tube de caoutchouc pourrait ne pas remplir exactement l'ouverture pratiquée par le trocart, au moment où la canule de celui-ci glisserait pour laisser la place à la sonde.

En retirant la canule d'ailleurs, il faut toujours employer un certain effort, effort d'autant plus grand que la canule sera plus grosse, c'est à dire subira de la part des tissus perforés une pression plus considérable. Il serait donc à craindre, croyons-nous, qu'au moment du retrait de la canule une certaine quantité de liquide s'écoule dans le péritoine.

Nous avions déjà fait cette remarque lorsque nous avons eu la satisfaction de la trouver consignée à la suite d'une observation de M. le professeur Potain (1).

(1) Potain. Gaz. des hôpitaux, 1879, page 1042.

Voici en effet en quels termes il s'exprime : « Cette méthode (de Boinet) est bonne, mais à condition qu'on laissera dans la cavité un tube pour évacuer totalement le liquide. Or, Boinet conseillait de laisser un tube en caoutchouc en place. Mais ce tube qu'il faut passer par la canule est nécessairement plus petit que le calibre de la canule, il ferme donc la cavité moins exactement que celle-ci. C'est pourquoi je préférerais laisser la canule métallique elle-même à demeure. On peut en outre ajouter à cette opération l'emploi de l'aspiration. Or, elle sera encore plus facile avec le tube métallique qu'avec le tube en caoutchouc auquel il faudrait une paroi trop épaisse pour qu'il résiste suffisamment à la pression atmosphérique, et par conséquent un calibre trop petit pour qu'il suffise à l'écoulement des liquides.

» D'ailleurs la tolérance pour le tube métallique est la même, et peut-être même plus complète que pour le tube en caoutchouc. L'inconvénient de la canule métallique est sa rigidité et la difficulté des mouvements, mais la nécessité absolue doit faire oublier ce détail. On le rendra beaucoup plus supportable en choisissant une canule qui ne soit pas trop longue, ce qui serait absolument inutile. »

On peut donc être assuré que les premiers jours il n'y a rien à craindre au point de vue de l'épanchement dans le péritoine. Or, s'il n'y a rien à craindre pendant les premiers jours, il y a encore moins de dangers à redouter ensuite. Que fait en effet la canule, sinon l'office d'un corps étranger irritant ? Elle va déterminer une irritation locale assez vive autour d'elle, et bientôt les deux feuillets péritonéaux participant à cette inflammation s'accoleront, et au bout d'une dizaine de jours environ, grâce à l'adhérence peu étendue, mais solide, qui s'est produite, on n'a plus aucun sujet de crainte du côté de l'épanchement.

Cette canule que l'on a laissée en place finit par céder au mouvement de retrait du kyste, et c'est d'elle-même alors qu'elle s'échappe du trajet qu'elle avait créé. On peut alors lui substituer une grosse sonde presqu'aussi grosse qu'elle, qui servira aux lavages détersifs, antiputrides et antizymotiques. Nous n'avons pas à nous appesantir sur la qualité et la quantité de ces lavages. On peut employer, suivant les cas, l'iodure de potassium ioduré, l'acide phénique, l'alcool, toutes les substances, en un mot, qui ont pour résultat l'antisepticémie et une inflammation substitutive permettant le retrait et la fermeture complète de la cavité kystique par accolement de ses parois.

---

## CHAPITRE V.

### MÉTHODE ÉLECTROLYTIQUE.

Jamais en France nous n'avons vu appliquer cette méthode et cependant nous la plaçons à la fin de cet ouvrage, comme celle qui paraît réunir le plus de chances de succès. A l'appui de cette opinion, nous devions fournir le résumé de nombreuses observations anglaises qu'un de nos amis avait bien voulu se charger de traduire pour nous. Malheureusement un deuil de famille vient de le frapper et absent de Paris il ne peut tenir sa promesse à notre égard. Mais si nous ne pouvons mettre sous les yeux de nos juges ce travail, nous pouvons leur dire que l'impression subie par notre ami à la simple lecture des observations qu'il avait bien voulu se charger de traduire pour nous, concorde absolument avec celle de M. le professeur Jaccoud qui parle en ces termes de la méthode qui nous occupe.

« Je ne veux pas, dit M. Jaccoud, quitter ce sujet, sans vous faire connaître une nouvelle méthode de traitement qui a pris récemment naissance en Angleterre ; je n'ai pas encore eu l'occasion ni les moyens de l'appliquer, mais, s'il faut en juger par les résultats qui lui sont déjà acquis, elle l'emporte en efficacité sur toutes les autres ; car elle n'offre aucun danger, et elle paraît être suivie, plus fréquemment encore que la ponction simple, d'une guérison immédiate et définitive. Cette méthode est celle de l'électrolyse, c'est l'application du courant constant au traitement des kystes hydatiques du foie. Les premiers cas à moi connus sont ceux de Hilton Fagge et de Cooper Forster, qui sont mentionnés dans le rapport de Murchiron ; ce sont des succès qui ne diffèrent entre eux que par l'intervalle écoulé entre l'opération et le retrait complet de la tumeur ; chez un enfant traité par Hilton Fagge, la disparition n'a été achevée qu'au bout de quelques mois ; dans le fait de Cooper Forster, elle a été plus rapide, mais cependant elle a eu lieu graduellement.

En 1870, Fagge et Durham ont entretenu de cette méthode la Société royale médico-chirurgicale de Londres ; ils ont communiqué *huit succès sur huit opérations*, et ils ont exposé en détail leur procédé qui est le suivant (1) :

Deux aiguilles dorées sont plongées dans la tumeur à une petite distance l'une de l'autre, de manière que dans les kystes, les pointes puissent arriver au contact, et qu'on ait ainsi la certitude que les deux aiguilles ont bien pénétré toutes deux dans le liquide ; les têtes des aiguilles sont mises en rapport avec le pôle négatif d'une batterie de Daniel de dix éléments ; le pôle positif, terminé par une éponge humide, est placé sur la paroi abdominale, puis on laisse passer le courant pendant dix à vingt minutes. Le plus souvent, dès que l'opération est

(1). Fagge and Durham. On the electrolytic treatment of the hydatid tumours of the liver (Britisch med. journal, 1876). — Les mêmes in Trans. of the med. chirurg. soc. 1871.

finie, on peut constater que la tumeur est plus flasque et plus molle, et elle diminue, dès lors, rapidement de volume ; dans d'autres cas, comme je vous l'ai dit, la rétraction est plus lente et tout à fait graduelle. Dans quelques circonstances, on observe, au moment où passe le courant, un gonflement subit de la région, et l'on perçoit au doigt une sorte de crépitation gazeuse ; ces phénomènes sont attribués par Fagge et Durham au dégagement d'hydrogène par décomposition du liquide ; mais ils ne sont pas constants, et Cooper Forster, en particulier, n'a pu les constater. Dans la presque totalité des cas, l'électrolyse est suivie d'un mouvement fébrile léger et de douleurs plus ou moins vives ; ces symptômes ne durent que trois à quatre jours ; chez un malade ils ont fait complètement défaut. Après quelques jours, les opérés peuvent se lever et reprendre la vie commune. Il est bon d'ajouter que dans trois cas, les kystes étaient multiples et que chacun d'eux a été soumis avec succès au traitement électrolytique. L'introduction de deux aiguilles au lieu d'une dans la tumeur a un double but : s'assurer de la liquidité du contenu en faisant arriver les pointes au contact; agrandir la surface d'action de l'électricité.

Telle est cette méthode ingénieuse qui, à en juger d'après son bilan actuel, l'emporte sur toutes les autres par son innocuité et son efficacité ; je n'hésiterais pas à l'appliquer chez notre malade si j'avais l'appareil nécessaire ; j'ai tenu tout au moins à vous la faire connaître, puisqu'elle est encore ignorée parmi nous. L'expérience ultérieure apprendra si les succès sont toujours aussi constants qu'ils l'ont été jusqu'ici, elle précisera les indications et les contre-indications ; il y a là une source d'études fécondes pour la thérapeutique (1). »

C'est en 1873 que M. le professeur Jaccoud écrivait ces lignes; il paraît que la série des succès fournis par l'électrolyse a continuée, car dès l'année suivante, Bradury, Heaton, Philipson, Ramskil (2), ont publié des beaux résultats dûs à l'emploi de cette méthode qui, nous l'espérons, sera essayée en France, comme elle l'a été déjà pour les tumeurs érectiles (3) et pour les corps fibreux de l'utérus (4).

Nous espérons nous-même faire un jour des recherches plus complètes sur un sujet qui nous a très vivement intéressé. Nous pensons bien pouvoir, *de visu*, juger de ce que peuvent et doivent, croyons-nous, donner le thermo-cautère (5) et l'électrolyse négative dans la thérapeutique des kystes hydatiques du foie.

En attendant, nous pensons que nos juges voudront bien nous tenir compte des efforts faits pour la recherche de la vérité et nous croyons pouvoir poser les conclusions suivantes :

(1) Jaccoud. Leçons de clinique médicale faites à Laribosière, 1873.

(2) Bradury, Heaton, Philipson, Ramskil in Brit. med. journal 1874.

(3) De l'emploi de l'électrolyse négative dans les tumeurs érectiles. Dr René, Paris, 1879.

(4) De la valeur des courants continus dans le traitement des tumeurs fibreuses de l'utérus. Albert Pegoud, thèse, Paris, 1881.

(5) Voir l'observation II, page 18.

## CONCLUSIONS.

I. Le grand nombre de procédés inventés pour le traitement chirurgical des kystes hydatiques du foie, prouve combien cette affection est rebelle aux agents thérapeutiques et quel souci les auteurs ont eu d'écarter les dangers dont sont entourées les opérations tentées dans le but de la guérir.

II. La méthode de Récamier fut un pas immense fait par la chirurgie, mais ne saurait être employée aujourd'hui, du moins telle qu'elle a été inventée, alors que nous en avons à notre disposition de meilleures qui doivent lui être substituées.

III. Il faudrait cependant s'en servir au cas où la purulence spontanée ou provoquée du liquide kystique mettrait les jours du malade en danger.

IV. Nous préférerions cependant nous servir alors de la méthode de la ponction d'emblée par le gros trocart, ou de celle de Volkmann, comme plus expéditives et moins dangereuses pour la vie des malades, surtout depuis l'invention du pansement de Lister.

V. La méthode de Béjin, celle de l'acupuncture, celle de Simon n'ont pas fait leurs preuves, et comme nous avons des procédés dont de nombreux succès ont couronné l'emploi, il vaut mieux s'en tenir à ces derniers.

VI. La méthode des ponctions capillaires est un excellent moyen de diagnostic. Elle doit d'abord, en outre, être *toujours* employée la première comme curative, quitte à l'abandonner si le liquide est devenu purulent.

VII. Des essais d'injections de bile unies à la ponction aspiratrice n'ayant pas, que nous sachions, été tentés, ce procédé reste pour nous dans le domaine de la théorie.

VIII. La ponction d'emblée par le gros trocart, avec aspiration pratiquée avec les précautions qu'indiquent MM. Boinet, Potain et Roger, nous paraît être un grand progrès sur les méthodes précédentes, lorsque la purulence est manifeste.

IX. Enfin, adoptant pleinement les idées de M. le professeur Jaccoud, nous pensons que la méthode électrolytique est appelée à rendre les plus grands services dans le traitement des kystes hydatiques du foie. Il est à regretter que, depuis douze ans que cette méthode est connue, elle n'ait pas été appliquée une seule fois dans notre pays.



A. Parent, imp. de la Faculté de Médecine de Paris, 31, rue Monsieur-le-Prince,
A. Davy, successeur.

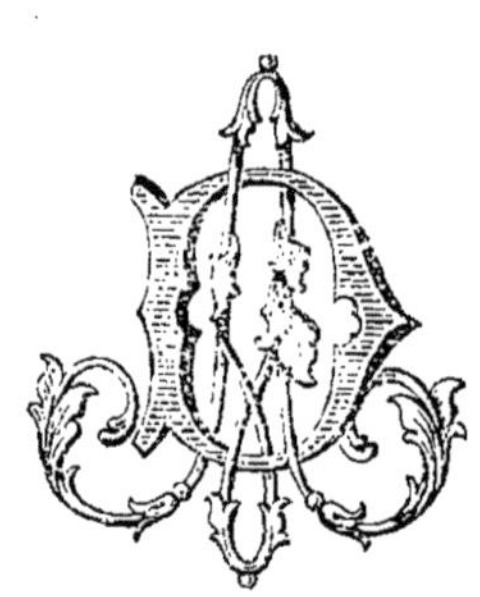

www.ingramcontent.com/pod-product-compliance
Ingram Content Group UK Ltd.
Pitfield, Milton Keynes, MK11 3LW, UK
UKHW020340250726
13967UKWH00005B/2042

9 782011 910684